速修 現代臨床鍼灸学

エッセンス

山下仁 著

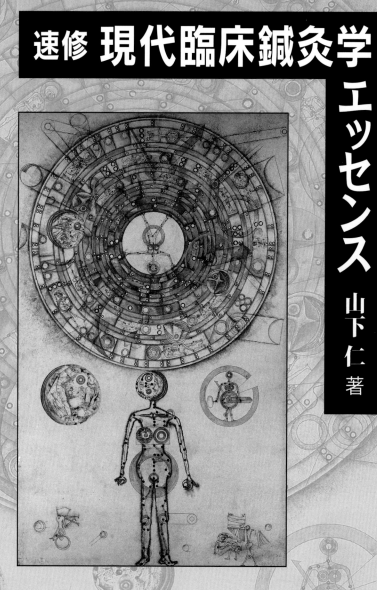

JN113586

錦 房

表紙絵

三上　誠「灸点万華鏡 1」

1966 年，1528 × 938 mm，福井県立美術館所蔵
（三上誠資料館および福井県立美術館による許諾を得て掲載）

三上誠（1919〜1972）は福井市出身の画家．肺結核を患い 4 回の手術で肋骨を 11 本切除するなど長い闘病生活の中で，西洋医学への根強い不信から灸によって健康を回復しようとし，1965 年以降それが制作にも反映して人体経絡図と抽象図形を組みあわせた独特な図式絵画がはじまる（針生一郎「戦後日本画変革の双壁」．三上誠・星野真吾 II 人展図録．福井県立美術館，1985）．経絡および灸点を描いた作品として「灸点万華鏡」および「灸点輪廻」の各シリーズ，「経絡万華鏡」，「輪廻と万華鏡」，「環・朱」，「環・緑」，「凍結の生理」など多数．

は じ め に

　鍼灸の講演や執筆の際には「明日の臨床に役立つ話を盛り込んで」と依頼される場合が多い．また，「鍼灸師に希望を与えるような話題を」ともしばしば言われる．その趣旨は理解できるが，鍼灸の未来を切り拓いていく次世代の鍼灸師のために，辛口で耳の痛い指摘を浴びせる本も必要だと思う．本書には，明日ではなく 10 年後，20 年後の鍼灸臨床の方向性を議論するための話題，鍼灸で常識あるいは常套句とされていることに対する疑問，鍼灸以外の医療者とコミュニケーションをとるために必要な情報などを盛り込んでいる．

　昨今の保健医療の現場と教育においては多職種連携（IPW）が強調されている．筆者の所属する医療大学においても IPW の授業が導入されている．鍼灸学科の学生も，看護，理学療法，作業療法ほか異なる医療職の学科の学生とともに，与えられた課題症例に対して自分が取得する医療資格の立場からどのように解釈してどのようなケアを行うか議論し，それをまとめて合同でプレゼンしなければならない．他学科の学生たちは，典型的な病態や症例を想定した標準的ケアが記載してある教科書に頼ることができる．しかし，鍼灸学科の学生たちにはそのような「標準的」な行動指針を記した教科書がなく，手に取る本ごとにまったく異なる理論や手法が書かれていて，いつも途方に暮れている．さらに，グループディスカッションの際には鍼灸の概要や役割を説明することさえ難儀している．現代医療の言葉を知っていても，そのニュアンスあるいはセンスという面で他学科の学生たちとは若干異なるのである．そして筆者ら鍼灸学系教員もその状況をうまくサポートできていない．

　この光景は，保健医療分野における鍼灸の立ち位置を暗示しているように思えてならない．鍼灸が今日そして将来の保健医療分野で孤立しないためには，鍼灸独自の知識とセンスだけでなく保健医療全般に通じる知識とセンスを身につける必要がある．たとえ病院の中で働かなくとも，地域包括ケアに参画して医療連携するならばそれは必須条件である．しかし鍼灸の卒前教育において国家試験合格は最重要案件であり，その知識を教えるだけで精一杯という実情も十分承知している．また，残念ながら卒後教育は任意なので臨床技術に直結しない研修会には受講者が集まらない．それが現実ならば，せめて卒前教育や卒後教育の一環として本書に目を通し，鍼灸の将来に影響を与えると思われる鍼灸周辺の保健医療諸事情について理解し，議論することは必須である．

　そんなことを思いながら本書では，筆者自身が研究，調査，教育，策定などで関わった課題の中から，鍼灸師，鍼灸学生，鍼灸教員，あるいは鍼灸関連団体の構成員が知っておくべきだがまだ知らないかもしれない情報や考え方を取り上げて紹介し論考したものである．鍼灸学という学問体系の中の位置づけとしては現代医学系の臨床鍼灸学，いや臨床鍼灸学を確立するための序説といえる．本書がカバーしている内容は臨床鍼灸学の一部であるが，それでも鍼灸の未来を考えるヒントになるならば幸いである．

　最後に本書を世に出すことに理解を示して下さった竹内大・錦房株式会社社長の英断に敬意を表し感謝を申し上げる．

令和 2 年秋　水都大阪にて

山下　仁

も　く　じ

コラム一覧

1. EBM を正しく理解する

ポイント
●エビデンスは EBM の構成要素の一部である.
●エビデンスを示す良質の臨床研究論文がなければ鍼灸は医療として選択されない.
●最低限の効果が保証できる標準鍼灸治療プロトコールを用意すべきである.
●鍼灸師の卒前教育のカリキュラムに EBM を組み込む必要がある.

1. 鍼灸界における EBM の普及と誤解

　日本の鍼灸界で**エビデンスにもとづく医療**（Evidence-Based Medicine, **EBM**）の概念が普及したのは 2000 年以降である[1-3].しかしながら鍼灸界全体としては,EBM は今もなお「食わず嫌い」により多くの誤解がある.

　エビデンスは EBM の構成要素の一部である.これらを混同して「EBM は患者の気持ちや治療者の技術・経験を軽視している」と批判されることがある.しかし EBM は,①「臨床的状況と環境」,②「研究によるエビデンス」,③「患者の好みと受療行動」を,④「医療者の専門技能と経験」によって総合的に配慮し,患者が受け入れることのできる医療選択肢を勧めて提供することである[4]（**図 1-1**）.したがって,医療者の臨床判断力や患者の意見を軽視するような医療のことを EBM とは呼ばない.

　経験年数が増えるにしたがって上記①③④を見極めたり使いこなしたりする知識やスキルは日常

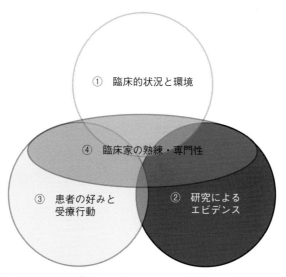

図 1-1　EBM とは（Haynes, Devereaux & Guyatt, *BMJ*, 2002[4]）

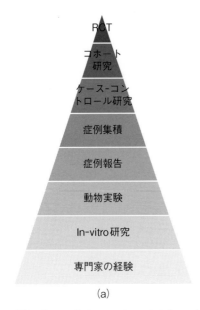

エビデンスの質	研究デザイン	質評価を下げる	質評価を上げる
高い	ランダム化試験	研究の限界 -1 深刻 -2 非常に深刻	効果の程度が +1 大きい +2 非常に 　　大きい
中等度		非一貫性 -1 深刻	
低い	観察研究	-2 非常に深刻 非直接性 -1 深刻	用量反応で +1 勾配の 　　エビデンス 　　あり
非常に低い		-2 非常に深刻 不精確 -1 深刻 -2 非常に深刻	考えられるすべ ての交絡因子が + 本当の効果を 　弱く見せてい 　る可能性あり
		出版バイアス -1 ありそう -2 非常に 　　ありそう	+ 本当は効果が 　ないのにある 　ように見せて 　いる可能性 　あり

(a)　　　　　　　　　　　　　　(b)

図 1-2　エビデンスのヒエラルキー（a図）とエビデンスの質の GRADE 分類（b表）
（Djulbegovic & Guyatt, *Lancet*, 2017[8]），GRADE 分類の和訳の一部は相原の著書[9]を参照）

臨床で身につくが，②は文献の探し方や読み解き方を学んで自ら情報にアクセスしなければ知識やスキルが向上しない．そのため，エビデンスは EBM の構成要素の中で鍼灸師がおそらく最も不慣れであり，敬遠されがちである．

　EBM 推進派は症例報告を有効性の根拠とする姿勢に対して「三た論法」（やった，治った，効いた）[5]だと批判し，EBM 反対派は臨床試験を重視する姿勢に対して臨床現場の実情と乖離した頭でっかちの理論家だと批判する．しかし患者の立場になれば，最も有効で，安全で，経済的な医療を提供してほしいと考えるのは当然である．症例報告がより良い医療を目指すための貴重な教材であることは間違いないが，ある診断治療法の成功率とその信頼性が高いのかどうか確信を得るためには**対照群**を設けた**臨床試験**，特に**ランダム化比較試験（RCT）**によって得られたデータも必要である．その意味で，EBM を実践するためには，患者の姿が目に浮かぶ具体的な症例も，RCT によって得られた集団のエビデンスも，いずれも欠かすことはできない（**図 1-2**）．

2. EBM の5つのステップと鍼灸

　EBM の実践においては**5つのステップ**（当初は4つ[6]）を踏むことになる[7]．すなわち，①臨床的疑問を **PICO**（P：患者・問題，I：介入，C：比較対照，O：アウトカム）の形式で挙げる，②エビデンスを探す，③エビデンスを批判的に吟味する，④エビデンスとその他の EBM 構成要素を統合して決断する，⑤行った医療を振り返って評価する，という5段階である．

　たとえば，①器質的異常のない慢性腰痛患者（P）に鍼治療（I）を行うと今まで行っていた湿布（C）よりも疼痛が軽減するか（O）という PICO について，②医中誌 Web と PubMed を使って今回の PICO に最も近い条件でのエビデンス（臨床研究論文）を探し出し，③そのエビデンスのヒエ

ラルキーや質について評価し，……といった具合である．EBM 実践の詳細については入門書や専門書を参照されたい．

　この②と③のステップにおいて良質の RCT が存在しなければ（たとえば症例集積しかないとか，RCT はあるけれど内容が杜撰とか），④のステップで鍼治療を行うという決断はなされない．本当は鍼灸がとてもよく効くとしても，強いエビデンスを示す良質の臨床研究論文が存在しなければ，EBM の実践において鍼灸が選択されることはなくなるのである．自然経過やプラセボ効果を超えてどれくらい効くのか，あるいは従来の治療と比べてどれくらい効くのか，安全性はどれくらい証明されているのか，といった情報がなければ，医療の中に鍼灸が浸透していくのは難しい．EBM では患者の価値観や医療者の専門技能を十分に考慮するとはいえ，効果や安全性について確かな情報が提供されていないような治療を患者が好んで選ぶはずはないからである．

3. EBM における鍼灸の課題

　EBM においてエビデンスを「つくる」「つたえる」「つかう」[10] というプロセスのうち，鍼灸のエビデンスを「つくる」作業は，現実には鍼灸専門領域の外にいる患者，医療従事者，研究者，医療行政当局者等に鍼灸の臨床的有用性を理解してもらう「方策」として行われてきた側面がある．その意味では，今まで鍼灸界においてエビデンスと EBM は切り離して検証作業や議論がなされていたといえる．

　EBM の概念と手法が保健医療の基本となっている今日，日本の鍼灸にとって整備していかなければならない未開の分野を 2 つ挙げておきたい．

　ひとつは，日本鍼灸の**標準治療プロトコール**の確立である（**図 1-3**）．EBM の 5 つのステップにおいてエビデンスの批判的吟味に耐え得る，そして実際に選択され使うことになったとき最低限の効果を保証する，シンプルな基本的標準治療の例を，主要な疾患・症状それぞれについて作成すべきである．鍼灸が有効であるエビデンスが**システマティック・レビュー**で示され，**診療ガイドライン**に掲載されたとしても，現状ではその鍼灸治療方式がどこで受けられるのかわからない．日本鍼灸の多様性といった表現が良い意味で使われる場合が多いが，これは不確実性の裏返しでもある．

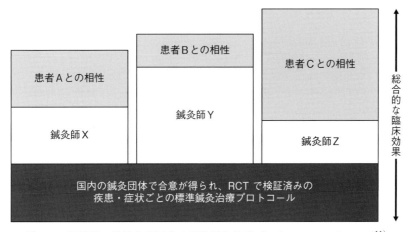

図 1-3　最低限の効果を保証する標準鍼灸治療プロトコールのイメージ[11]

表 1-1　鍼灸師養成施設における EBM 教育の見直しを！[13]

1. EBM/ヘルスリテラシーに関する授業科目の追加
2. 授業担当可能な教員の確保と育成
3. 教科書，教材，国試出題基準の改訂（定期的に）
4. Positive/Negative に関わらず，良質なエビデンスの情報を偏らず提供
5. エビデンス―診療ギャップとその際の行動指針

　名人技でなく，まずはほとんどの鍼灸師が施術可能かつ一定の効果が得られる日本鍼灸の治療法を主要な疾患・症状について策定し，合意形成のプロセスを経て，その有効性と安全性を RCT で検証する必要がある．最低限の効果を保証するこのような平均的治療法がベースにあって，それに個々の治療者のスキルや患者との相性などが上乗せされて各鍼灸師の治療効果に差が付く，というイメージである．EBM の普及した医療界で鍼灸が安定して認められるためには，このような最低限の効果と安全性を保証する日本鍼灸の標準治療プロトコールが鍼灸学校の教科書に載るようにならなければならない．

　もうひとつは，鍼灸師の卒前教育のカリキュラムに EBM を組み込むことである（**表 1-1**）．少なくとも 2020 年の時点で，EBM および臨床的エビデンスに関する知識は大学の鍼灸学科でさえ十分に教授されていない．鍼灸の情報化[12]と保健医療分野全般の動向を踏まえれば，在学中の鍼灸学生が EBM を中心とした**ヘルスリテラシー**を修得する機会と環境を設けることは喫緊の課題である．このような教育を実現するには教員個人の研鑽だけでなく，学会，大学・専門学校・視覚支援学校の連合，教科書策定委員会，国試検討委員会など，各組織が EBM の重要性と鍼灸教育における EBM 導入の遅れを認め，思い切った改革を行う覚悟が必要である．これが実現できなければ，鍼灸は現代医療システムから将来ますます孤立するだろう[13]．

参考文献

1. 山下仁，津嘉山洋，丹野恭夫．エビデンスにもとづく補完代替医療―補完代替医学研究の最近の動向―．日本東洋医学雑誌．2000；51：469-78.

2. Ernst, White（編）／山下仁，津嘉山洋（訳）．鍼治療の科学的根拠―欧米の EBM 研究者による臨床評価―．医道の日本社．2001.

3. 山下仁．日本鍼灸に黒船 EBM がやってきた．鍼灸 OSAKA．2008；24：183-9.

4. Haynes RB, Devereaux PJ, Guyatt GH. Physicians' and patients' choices in evidence based practice Evidence does not make decisions, people do. *BMJ*. 2002；324：1350.

5. 高橋胱正．針灸治療の臨床的研究の批判．In：漢方の認識．日本放送出版協会．1969：214-23.

6. 名郷直樹．Evidence-Based Medicine について．行動医学研究．1997；4：9-13.

7. カール・ヘネガン，ダグラス・バデノック（著）／斉尾武郎（監訳）．EBM の道具箱［第 2 版］．中山書店．2007.

8. Djulbegovic B, Guyatt GH. Progress in evidence-based medicine：a quarter century on. *Lancet*. 2017；390：415-23.

9. 相原守夫．診療ガイドライン作成のプロセス．In：診療ガイドラインのための GRADE システム［第 3 版］．中外医学社．2018：5-122.

10. 津谷喜一郎．コクラン共同計画とは―日本的展開へ向けて―．In：厚生省健康政策局研究開発振興課

医療技術情報室（監修）．わかりやすい EBM 講座．厚生科学研究所．2000：120-35.

11. 山下仁．「正確な医療」を目指して行われた鍼灸臨床データの集積と比較の意義．臨床針灸．2018；30：1-14.

12. 津嘉山洋，山下仁．Evidence-Based Medicine と鍼灸研究．全日本鍼灸学会雑誌．2000；50：415-23.

13. 山下仁，高梨知揚，鶴岡浩樹，若山育郎．EBM・NBM と鍼灸．全日本鍼灸学会雑誌．2018；68：168-80.

2. 適応症とエビデンスを再考する

ポイント

● WHO や米国 NIH のリストが誤って「鍼の適応症」として用いられている.

● 曖昧な鍼灸の適応症の論議よりも，明確な禁忌リストをまず整備すべきである.

● 鍼灸のエビデンスに関する新しい情報を社会に向けて発信する必要がある.

● 鍼灸のエビデンスに関する教科書記載と国家試験出題基準を早急に見直すべきである.

1. 適応症とは

　「**適応症**」は，医療機関での治療だけでなく，温泉の効能に関する掲示などでもしばしば目にする言葉である．広辞苑には「薬剤・手術その他の治療法について，それが適用されて効果をあらわす疾患または症候」とあるが，どの程度の根拠があれば「効果をあらわす」と言ってよいのかについては時代や領域によって大きく違いがあるようである．現代の医療では **EBM**（evidence-based medicine）の概念に則って臨床試験（特に**ランダム化比較試験**（**RCT**））で得られたエビデンスのレベルにしたがって適応症かどうかを判断することになるだろう．しかしながら Web サイトやマスメディアを見る限り，温泉も，鍼灸も，その他の様々な代替医療も，適応症として様々な疾患や症状を挙げている．ひとつの疾患・症状に対する薬物の効果を厳密なルールにもとづいて時間と金をかけて検証している人たちからすれば，安易に適応症という言葉を使っている代替医療や民間療法の業界を批判したくなる気持ちも理解できる.

　鍼灸については，この半世紀の間にどのような疾患や症状が「適応症」として列挙されてきたのだろうか．まずはその変遷について鍼治療を中心に概観してみよう.

1) 1960 年代

　芹澤が鍼の適応症として教科書に記載した疾患・症状は**表2-1** の通りである[1]．今日あまり使われない疾患名表記もあるが，芹澤はこれらの疾患・症状を列挙した上で「特定の疾病に効果があるというよりも，その疾病に由来する症候群を減退または消滅させるに効果的な施術であることを忘れてはならない」と述べている[1].

　すなわち，これらの疾患や症状を治癒させると言っているのではなく，鍼で疼痛などの症状を和らげることができる疾患を自身の臨床経験にもとづいて列挙したのであろう．しかし，医療事情の良くなかった戦後間もない日本で当時の鍼灸師たちが症状緩和を期待できると考えた疾患・症状が，医療技術が進歩し EBM の概念が普及した現代においてそのまま「適応症」として受け入れられることはない．ちなみにこの教科書は，少なくとも筆者が鍼灸学生であった 1980 年代にも鍼灸学系大学で使用されていた.

表 2-1　芹澤の教科書に記載された「適応症」[1]

(1) 神経系 　各種末梢神経痛，麻痺，痙攣，神経衰弱，ヒステリー，偏（片）頭痛，テタニー，書痙等
(2) 循環器系 　心臓神経症，本態性高血圧症，動脈硬化症の諸症状（頭痛，めまい，耳鳴，肩こり，便秘，不眠，けんたい等）
(3) 運動器系 　急性慢性の関節リウマチ，急性慢性の筋リウマチ，腰痛，肩甲痛，打撲や捻挫（鎮痛効果）
(4) 消化器系 　耳下腺炎，食道痙攣，麻痺，急性慢性の胃炎，胃アトニー，胃下垂，胃神経症，急性腸炎，腸アトニー，肝うっ血，便秘，下痢，痔疾等
(5) 呼吸器系 　慢性の気管支カタル，気管支喘息等
(6) 泌尿生殖器系 　慢性腎炎による浮腫，膀胱炎，膀胱痙攣，尿道カタル，睾丸炎等
(7) 小児科系 　小児消化不良症，夜驚症，小児急癇，夜尿症等
(8) 婦人科系 　子宮痙攣，月経不順，月経痛等

2) 1980 年代

　1979 年に，鍼灸に関する WHO 地域間セミナーが北京で開催された．このセミナーには 12 カ国からの参加者が集い，鍼の研究，臨床，トレーニング，用語などの基準について討論が行われた．Bannerman は，このセミナーの報告論文において**表 2-2** に示すような鍼の「適応症」の暫定リストを示した[2]．このリストには，注釈として次のようなコメントが付されている：「このリストは

表 2-2　Bannerman が報告した WHO 地域間セミナーにおける暫定リスト[2]

(1) 上気道 　急性副鼻腔炎，急性鼻炎，感冒，急性扁桃炎
(2) 呼吸器系 　急性気管支炎，気管支喘息（小児および合併症のない患者に最も有効）
(3) 眼の障害 　急性結膜炎，中心性網膜炎，小児の近視，合併症のない白内障
(4) 口の障害 　歯痛，抜歯後の疼痛，歯肉炎，急性および慢性咽頭炎
(5) 胃腸障害 　食道および噴門痙攣，しゃっくり，胃下垂，急性および慢性胃炎，胃酸過多，慢性十二指腸潰瘍（疼痛の緩和），合併症のない急性十二指腸潰瘍，急性および慢性腸炎，急性細菌性赤痢，便秘，下痢，麻痺性イレウス
(6) 神経および筋骨格障害 　頭痛および片頭痛，三叉神経痛，顔面麻痺（初期すなわち 3 から 6 カ月以内），脳卒中発作後の麻痺，末梢性ニューロパチー，ポリオの後遺症（初期すなわち 6 カ月以内），メニエール病，神経因性膀胱機能障害，夜尿症，肋間神経痛，頚腕症候群，五十肩，テニス肘，坐骨神経痛，腰痛，変形性関節症

臨床経験にもとづくものであり，必ずしも対照群を置いた臨床試験にもとづくものではない；さらに，特定の疾患を含めたのは，鍼の有効性の範囲を示すことを意図としているのではない」．つまり，列挙された症状・疾患は現代において適応症と呼べるものではない．さらに，WHO セミナーで合意が得られていたのはもっと少ない疾患であったのに，その後の中国の働きかけにより数が増えたという裏話もある[3]．

それにもかかわらず，このリストは今でも「WHO が認めた鍼の適応症」としてしばしば日本国内の鍼灸のパンフレットや Web サイトで引合いに出される．WHO の御墨付きがあるということを示したい気持ちはわかるが，それは事実ではない．EBM の考え方が普及した現代において，示されているエビデンスや事実にあまりに反する情報を発信すれば，かえって鍼灸に対する社会の信頼を失う恐れもあるので注意が必要だ．

3) 1990 年代

米国国立衛生研究所（NIH）は 1997 年，鍼に関する合意のためのパネル会議（Consensus Panel）を召集した．NIH は，国民全体に関わる重要な健康の案件が科学的に見直されてきたり，解釈が変わってきたり，多くの研究データが蓄積してきて実用可能性が出てきたり，意見の対立があったりする場合に，専門家のパネルを召集して科学的データに裏付けられた一定の合意を形成するとしており[4]，鍼もやっと俎上に載せられたのだった．このパネル会議では鍼の有効性，安全性，研究方法論，保健医療システムに組み入れるための課題などが討論された後，合意声明が発表された．研究データの質が不十分なため明確な結論は導けないとしながらも，鍼の有効性に関しては**表 2-3** のように記述している[5,6]．

題材となった研究論文の質が十分でないとはいえ，この合意声明は鍼の臨床試験の結果にもとづいている．そのため，前述の芹沢や Bannerman の挙げた疾患・症状よりもはるかに数が少ない．

この合意声明が発表されて以降，発表された鍼の臨床試験論文数は著しく増加し，その中の一部は研究方法論的にも質の高いものとなった．それにしたがってこの合意声明の保健医療における実用的価値はなくなり，むしろ歴史の一幕という認識となっている[7]．また，NIH が召集したパネルの声明はあくまでも合意形成パネルの結論であり，NIH やアメリカ政府が認めたものではない．それにもかかわらず，Bannerman による WHO セミナー報告[2]と同様，日本では「米国 NIH が認めた鍼の適応症」と解釈されたり表示されたりする場合が多い．これは，たとえて言えば，厚生労働科学研究費補助金を受けて実施された研究の成果報告書の結論を厚生労働省の見解だと解釈するようなものである．

解釈の誤解やパネルの人選への批判などがあったものの，この合意声明は結果的にその後の鍼灸

表 2-3　米国 NIH が召集したパネルによる合意声明における鍼の有効性[5]

有望である
成人の術後および化学療法による嘔気・嘔吐
歯科の術後痛
妊娠悪阻
補助療法として有用，あるいは包括的患者管理計画に組み込める可能性がある
薬物中毒，脳卒中後のリハビリテーション，頭痛，月経痛，テニス肘，線維性筋痛症，筋筋膜痛，変形性関節症，腰痛，手根管症候群，喘息

表 2-4　臨床試験によって鍼の有効性が証明されたと WHO が列挙した疾患・症状[8]

放射線治療・化学療法による副作用	白血球減少
アレルギー性鼻炎（花粉症を含む）	腰痛
胆石疝痛	胎位異常
うつ症状（抑うつ神経症および脳卒中後のうつ症状を含む）	つわり
	嘔気・嘔吐
細菌性赤痢	頚部痛
原発性月経困難症	歯科系の疼痛（歯痛および顎関節症を含む）
急性心窩部痛（消化性潰瘍，急性・慢性胃炎，いわゆる胃痙攣の場合）	肩関節周囲炎
	手術後の疼痛
顔面部痛（頭蓋・下顎の障害を含む）	腎疝痛
頭痛	関節リウマチ
本態性高血圧症	坐骨神経痛
一次性低血圧症	捻挫
陣痛誘発	脳血管障害
膝痛	テニス肘

臨床研究推進に拍車をかけた．しかしその歴史的な声明の根拠となった臨床研究論文に，日本から発信された論文は含まれていない．日本の鍼灸臨床研究論文のほとんどが日本語で書かれており，PubMed などの医学論文データベースに収載された質の良い日本発の臨床試験論文は皆無だったからである．質の良い鍼灸臨床研究論文が英語の査読付き学術雑誌に掲載されることが重要であることを痛感させられた．

4）2000 年代

　2002 年，WHO の Essential Drugs and Medicines Policy 伝統医学部門から鍼灸に関する報告書が発行された[8]．ここには「臨床試験によって有効性が証明された」とする疾患・症状がリストアップしてある（**表 2-4**）．ここにある疾患・症状の数は，前述した NIH 召集パネルのそれよりはるかに多い．その理由は，この報告書が臨床試験論文の選択基準，除外基準，質の評価を明確にしないで，鍼が有効という結論となっている臨床試験論文がある場合はすべて「有効」としているためである．この WHO レポートの科学的中立性のなさについては，各方面から厳しい批判を浴びている[9-11]．しかしこのリスト（**表 2-4**）もまた，「WHO が認めた適応症」という触れ込みでしばしば鍼の宣伝に用いられている．

2. 曖昧な「適応症」

　以上に見てきたように，鍼灸の「適応症」と呼べる疾患・症状の範囲は時代によって変遷しており，EBM が普及してきた 1990 年代後半からは，対照群を設けた臨床試験，特にランダム化比較試験（RCT）によって有効性が示された場合に，いわゆる適応症のリストに含める傾向となっている．しかし，適応症を厳密に定めて専門家や社会全体の合意を得ることは容易ではない．

　ある患者の疾患や症状が鍼灸の適応症リストに含まれていなくても，私たち鍼灸師は，明らかな「鍼の不適応」や「鍼の禁忌」でなければほとんどの場合に施術を行っている．この意味では鍼灸

は病院の治療よりもむしろ温泉のケースに近い（津谷の論文[12]にインスピレーションを受けて）. 温泉の効能や適応症のリストに含まれていない疾患や症状を抱えていても, だから温泉に入らないという行動にはつながらない. しかも入浴すれば少なくとも一時的に症状が緩和することがしばしばある. 一方, 禁忌症として発熱を伴う急性疾患がリストされていれば入浴をためらうであろう. つまり現実には, 適応症であるかどうかということよりも, 明らかな不適応または禁忌でないということが, 日常臨床における鍼灸施術の可否の基準となっているようである. それならば, 曖昧な適応症の論議よりも, 明確な禁忌のリストを整備することに専心すべきであろう.

　なお, たとえ鍼の適応症というものを定めたとしても, 現時点では必ずしも健康保険適用（療養費支給）の拡大にはつながっていない. 療養費支給の対象となるのは, 神経痛, リウマチ, 腰痛症, 五十肩, 頚腕症候群, 頚椎捻挫後遺症, その他であるが, これらはRCTによって有効性のエビデンスが示されたから定められたわけではない. 逆に, RCTで良好な結果が得られても療養費支給の対象に認めてもらえるわけではないのが現状である. 平成15年度厚生労働省保険局委託事業として, 変形性膝関節症（膝OA）に対する鍼の臨床的効果と保険適用に関する調査研究が実施された. この調査研究報告書[13]は, 鍼治療の療養費支給疾患に膝OAを追加すべきではないと結論し, その理由として「臨床的有効性が客観的に乏しく不明である」と述べている. しかし, この報告書はエビデンスを重視する厚生労働省の委託事業であるにもかかわらず, 当時すでに10編以上も海外で発表され膝OAに対する鍼治療の有効性を示唆していたRCT論文をまったく引用していない. 一方, ドイツ保健局は, LancetやBMJといった超有名医学雑誌に掲載された良質の鍼のRCTの結果を踏まえ, 2006年に膝OAに対して医師が行う鍼治療（注：ドイツではハイルプラクティカーも鍼治療を行う）に健康保険を適用することを決定した. ドイツと日本, どちらの態度がより科学的に公正で透明性が高いと言えるだろうか？

3. 新しいエビデンスを知る・知らせる必要性

　上述のような事情があるにせよ, 医療行政は基本的にはエビデンスにもとづいて動いているし, それは集団の健康のための行動指針の原則として重要である. EBMの実践において良質のエビデンスを提供する, 医療界で最も信頼されているデータベースのひとつである**コクラン・レビュー**（Cochrane Database of Systematic Reviews）[14]で2019年現在, 鍼灸に肯定的に結論されている疾患・対象は**表2-5**のとおりである. ここに挙がっている疾患や症状も, 新しいRCTが発表されるにしたがって追加されたり削除されたりするので, 鍼灸関連の学会や教育研究機関はこまめに

表2-5　コクラン・レビューで鍼治療に関して肯定的に結論されている疾患・症状[14]

肯定的
慢性腰痛, 緊張型頭痛, 頚部障害, 片頭痛予防（薬物療法と比較して）, 術後の嘔気・嘔吐, 産痛軽減
一部肯定的
線維筋痛症（通常治療と比較して）, 骨盤位妊娠（灸）

注1：　鍼治療を主題としているコクラン・レビュー Cochrane Systematic Review の多くは, RCTの質や量に問題があるとして十分なエビデンスが示されず, 結論が明確にされていない. この表は肯定的な結論が述べられているもののみ示している.

注2：　コクラン・レビューの結論に反論の余地がないわけではない. たとえば対照群が偽鍼, 薬物療法, 通常治療などさまざまであることなどに注意しながら解釈する必要がある.

チェックし，鍼灸師，その他の医療者，患者，医療行政当局などに向けて常に新しい情報を発信し続ける必要がある．

　鍼灸のエビデンスに関する新しくて正しい知識を若い鍼灸師に身につけさせる方策のひとつは，国試で出題することである．ところが，2017年に実施された第25回はり師きゅう師国家試験において，問題145「NIHの合意形成声明書（1998年2月最終版）で，鍼が有効とされるのはどれか．」という設問があった．20年を経て，「鍼灸医学史」としてではなく「はり理論」として何故このような設問がなされたのか．その理由は，公益財団法人東洋療法研修試験財団「あんまマッサージ指圧師，はり師，きゅう師国家試験出題基準」平成26年版に「WHO，NIHが示す適応症」という項目が記載されているからである．繰り返しになるが，WHOもNIHも鍼灸の適応症を示してはいないし，エビデンスとしてもとうに賞味期限切れである．鍼灸師養成施設で用いられる教科書記載および国家試験の出題基準を早急に見直し，鍼灸学生には常に新しいエビデンスの情報を知らせるべきである．

参考文献

1. 芹澤勝助. 鍼灸の科学（理論編）. 第2版. 医歯薬出版. 1964：226-34.
2. Bannerman RH. The World Health Organization viewpoint on acupuncture. *Am J Acupunct*. 1980；8：231-5.
3. 津谷喜一郎.（新年の言葉）. 医道の日本. 2006；65：74.
4. Ferguson JH. NIHの鍼灸の合意形成会議とその後. 全日本鍼灸学会雑誌. 1999；49：369-74.
5. Acupuncture. *NIH Consensus Statement*. 1997；15（5）（Nov 3-5）：1-34.
6. 米国国立衛生研究所（NIH）合意形成声明. 全日本鍼灸学会雑誌. 1998；48：186-93.
7. 高澤直美. NIH鍼のコンセンサス形成会議10周年記念SAR（Society for Acupuncture Research）学術集会2007報告. 全日本鍼灸学会雑誌. 2008；58：87-92.
8. Zhang X. Acupuncture：review and analysis of reports on controlled clinical trials. WHO. 2002.
9. Cummings M. Acupuncture and the World Health Organization. *Focus Alternat Complement Med*. 2003；8：293-4.
10. McCarthy M. Critics slam draft WHO report on homeopathy. *Lancet*. 2005；366：705-6.
11. Singh S, Ernst E. Trick or Treatment? Alternative Medicine on Trial. Bantam Press. 2008.
12. 津谷喜一郎. 健康情報の共生は可能か？－「安心」「壮快」がエビデンスに基づく日－. あいみっく. 1997；18：55-64.
13. はり治療の臨床的効果に関する調査研究報告書（平成15年度厚生労働省保険局委託事業）. 株式会社ケー・シー・エス. 2004.
14. Cochrane Library. www.cochranelibrary.com/cdsr/reviews.

コラム 1　鍼灸論文のデータベース

　鍼灸に関する研究論文を検索するためにしばし
ば用いられる文献データベースは，日本語では医
中誌 Web, Google Scholar, CiNii，メディカルオン
ラインなど，英語では PubMed, Google Scholar,
ScienceDirect, Scopus などである．日本国内の診
療ガイドライン（鍼灸に限らず）については
Minds ガイドラインライブラリや Amazon など
を用いることが多い．鍼灸の RCT 論文の要旨と
評価を知りたい場合は，統合医療情報発信サイト
（eJIM）に構造化抄録が（www.ejim.ncgg.go.
jp/doc/index_other.html），関連 RCT すべてで
はないものの収載されている．また，日本の鍼灸
古典などの文献や書籍の場合は，国立国会図書館
のサイトや新日本古典籍総合データベースなどが
有用である．
　鍼灸文献に特化した文献データベースとして
は，全日本鍼灸学会が運営している鍼灸文献デー
タベース（Japanese Acupuncture Comprehens-
ive Literature Database，以下 JACLiD：ジャク
リッド）がある．JACLiD は，文部科学省委託事
業「統合医療の科学的評価法の開発および臨床指
針作成」（科学技術振興調整費，中核機関：鈴鹿
医療科学大学）の一環として構築された「鍼灸医
療総合文献データベース」が鈴鹿医療科学大学か
ら全日本鍼灸学会へ移管され名称変更されたもの
である[1]．JACLiD の当初の目的は，わが国の鍼
灸関連の学術論文をデジタル化された資料として
残し，その書誌情報を検索可能にすることであっ
た．しかし，科学技術振興調整費としての事業が
終了してからは，予算とボランティア人材の制限
から事業内容が縮小され，近年は新しい文献が収
載されていない．しかし今でも医中誌 Web で検
索できない古い文献や灰色文献を探すには有用で
ある．灰色文献とは，一般の商業出版ルートでは
入手が困難な文献で，流通経路が不明確，あるい
は限定された部数しか作成されないような文書で

あり[2]，厚生労働科学研究の報告書や鍼灸学校の
卒業論文集などがこれに当たる．システマティッ
ク・レビューおよびメタアナリシスを実施する際
には有用である．
　日本国内で鍼灸文献を網羅的にデータベース化
することには，研究や臨床のために必要な文献を
検索するためだけでなく，もうひとつの意味があ
る．中国で清末に廃絶した鍼灸が戦後に中医鍼灸
学として復興するにあたって，承淡安が日本から
導入した鍼灸医学と教育方法はその礎となっ
た[3]．しかし，今や日本においてさえ，若い世代
の鍼灸師は黄帝内経が編纂された時代から中医鍼
灸が断絶なく発展してきたものだと認識している
人が少なくない．何が中国のオリジナルで何が日
本鍼灸のオリジナルかといった事実が，すでに明
確でなくなりつつある．日本の古い鍼灸文献の書
誌情報を Web 上でアクセスして確認できる状態
にしておくことには，鍼灸の歴史を歪曲されない
ための証拠を残し示すという重要な意義と役割が
ある[4]．

文献
1. 全日本鍼灸学会データベース委員会．鍼灸医
療総合文献データベースについて．鍼灸文献
データベース JACLiD. jaclid. jsam. jp/
dspace/bitstream/10592/17830/1/AboutMe.
pdf.
2. 池田貴儀．問題提起：灰色文献定義の再考．
情報の科学と技術．2012；62：50-4.
3. 真柳誠．現代中医鍼灸学の形成に与えた日本
の文献．全日本鍼灸学会雑誌．2006；56：
605-15.
4. 山下仁（班長）．医中誌 Web にない書誌情
報を鍼灸文献データベース（JACLiD）に収
載するための調査研究．平成 29 年度（公財）
東洋療法研修試験財団鍼灸等研究課題結果報
告書．2018 年 6 月 8 日財団提出.

3. 鍼灸の臨床試験における特殊な事情

(ポイント)　●鍼灸の臨床試験，特に鍼のランダム化比較試験（RCT）は 2000 年以降急速に増加した．
　　　　　　●日本鍼灸の有効性と安全性を示すには，日本国内で質の高い RCT を実施する必要がある．
　　　　　　●対照群の偽鍼は薬剤 RCT のプラセボとは異なり，生理学的に完全に不活性ではない．
　　　　　　●説明的臨床試験と実用的臨床試験，両者からの知見を相補的に活用すべきである．
　　　　　　●鍼灸手法を比較する実用的臨床試験は臨床家にとって有用だが，質・量ともに十分でない．

1. 鍼の臨床試験論文の増加

　EBM における決断に必要なエビデンスは，「つくる」「つたえる」「つかう」という 3 つの局面に分けられ[1]，「つくる」局面で用いられるのが臨床試験である．鍼灸の**臨床試験**，特に鍼の**ランダム化比較試験（RCT）**の実施と報告論文の数は，2000 年以降急速に増加した（**図 3-1**）．多くの試験や論文には質的な問題があるとされているが，中には JAMA, BMJ, Annals of Internal Medicine, Archives of Internal Medicine（JAMA Internal Medicine）といった，いわゆるトップジャーナルに掲載されている良質の RCT 論文も存在する．EBM の概念に則り，鍼灸の有効性についてもエビデンスを吟味して取捨選択しようというのが世界の潮流である．

　日本の鍼灸界では，医学統計学者だった高橋晄正の指導を受けながら，1960 年代から世界に先駆けて鍼の臨床試験が行われていた[2-4]．しかしその後は伸び悩み，特に 1980 年代後半から 1990 年代前半までは国内の鍼灸の臨床試験論文はほとんど発表されなかった[5]（**図 3-2**）．EBM の考え方が鍼灸学術界に広がってきた 2000 年以降は再び実施され発表されるようになったが，欧米と比較するとサンプルサイズ（患者の数）は著しく小さい傾向にある[6]．日本国内で行われる鍼灸が有効で安全なことを示すには，日本式の鍼灸施術を日本人の患者で検証しなければならない．今後は

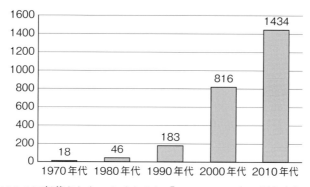

図 3-1　PubMed に収載された，タイトルに「acupuncture」の語を含む RCT 論文数

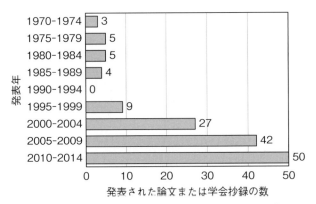

図 3-2 日本国内で実施され日本語または英語で発表された鍼の RCT の数[6]
（学会抄録のみの文献も含む. 患者対象の RCT のみとし, 健常人を対象とした RCT は除外.）

国内で実施される鍼灸の RCT の規模や質が問われることになるだろう.

2. 対照群としての偽鍼の問題

　鍼灸の RCT は, 基本的には薬剤の RCT と同様に**対照群**を設定し, これと比較して鍼灸治療群のほうがより改善していた場合に鍼灸の有効性が示されたとされる[7]. 無治療の対照群でも**自然軽快**, **ホーソン効果**（観察されていることを意識すると普段よりも良い評価を受ける行動をとる）, **平均回帰**（平均から大きく離れている値は次に測定すると平均に近づく傾向がある）などによって改善が見られる. しかし, 被験者・患者は鍼灸施術を受けていないという自覚があるため, **プラセボ効果**（心理的作用によって自覚症状や時には一部の検査値も改善する）は生じない. したがって鍼灸治療群の成績から無治療対照群の成績を差し引くことによってわかるのは, 鍼灸そのものの効果（**特異的効果**）とプラセボ効果を合わせた効果である. そこで, やはり薬剤の RCT におけるプラセボ（偽薬）対照群にならって, 偽鍼対照群を設けた RCT が実施されることが多い（**図 3-3**）.

　偽鍼対照群は必ずしも**偽鍼**（sham needle）を用いるわけではなく, 先の鋭くない爪楊枝のようなもので皮膚を貫通しないで刺激したり, 切皮や浅刺による刺激を行うなど, 様々な工夫が行われている. また, 本来の経穴の位置から何 cm かずらして刺鍼したり, 目的とする治療効果がないとされる経穴を選択するといった**偽経穴**（sham acupoint）を用いる場合もある. いずれも被験者・患者が「鍼をしてもらっている」と信じることによりプラセボ効果を十分に引き出し, それよりも本物の鍼治療を行った群の改善が大きければ鍼の特異的効果があったと判断しようというものである.

　しかしながら, 薬剤の RCT におけるプラセボは薬理学的に不活性であるが, 偽鍼あるいは偽経穴は皮膚を物理的に刺激しているので生理学的に完全に不活性ではない. 欧米で偽鍼として用いられてきた切皮, 浅刺, 鍉鍼, 小児鍼などの手法の多くは日本の鍼灸臨床では本物の施術として行われているし, 偽経穴の選択も阿是穴として臨床的に重要視される場合が多い. つまり今までに実施されてきた偽鍼対照 RCT の多くで, 偽鍼・偽経穴は予想以上に効いてしまっている可能性がある. 実際, 皮膚を貫通する鍼と貫通しない鍼では**効果量**（effect size）が異なることが RCT のメ

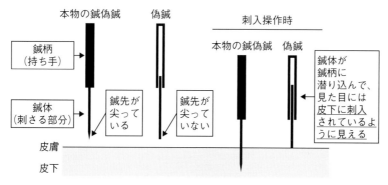

図 3-3　伸縮型の偽鍼（sham acupuncture needle）の仕組み

（Vickers AJ et al ; *J Pain* 2018; 19（5）:455-474 のデータをイメージ化）

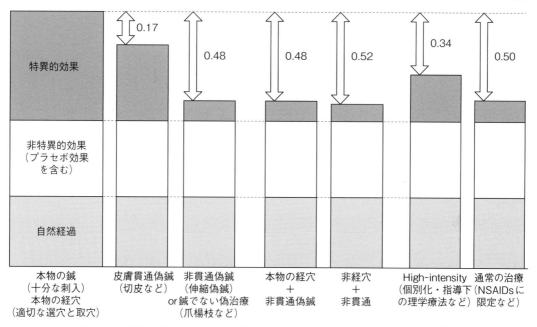

図 3-4　対照群の種類による鍼の効果量の大きさの違い（慢性疼痛の例）[9,14]
　　　　（実際にはプラセボ効果を含む非特異的効果の大きさも変動している）

タアナリシスによって示されている[8,9]（**図 3-4**）．このような理由で，偽鍼や偽経穴を対照群として RCT を実施しても，鍼の特異的効果を検出することは難しいのである[10-12]．鍼灸の RCT 論文を読むときは，どのような対照群と比較した結果なのかに注目して解釈する必要がある[13,14]．

3. 偽鍼以外の対照群との比較：実用的臨床試験

偽鍼の開発は進歩しており，被験者だけでなく施術者も刺入しているかどうかわからない**ダブルブラインド鍼**や[15]，被験者に本物の鍼施術のビデオを見せる**ファントム鍼**[16] なども発表され臨床試験に用いられつつある．また，鍼先のない円皮鍼は，施術者に本物かどうか目視で確認しないで

被験者に貼るよう指導すれば，長さ0.6 mm までの円皮鍼との比較であれば**ダブルブラインド**（被験者も施術者も本物か偽物かわからない）が可能である[17]．

　その一方で，偽鍼を対照群としないで，より現実の臨床に近い形で他の治療法と比較することによってプラセボ効果込みの臨床的有用性を検証しようとする動きも加速している．**実用的臨床試験**（pragmatic clinical trial）[18]と呼ばれるこの臨床研究デザインは，たとえば本物の鍼灸治療と通常の医療で最も一般的に選択される治療法（薬物療法，湿布，温熱療法など）とを比較する．あるいは，刺鍼する経穴を統一しないで，日常鍼灸臨床と同じように症状や体質に合わせて選穴することを許容する．

　プラセボ効果を超えて鍼灸そのものの特異的効果があるのかどうかを知ろうとする**説明的臨床試験**（explanatory clinical trial）に対して，実用的臨床試験はプラセボ効果を含めた総合的な鍼灸の臨床的有用性に注目する．現実の医療では，プラセボ効果の大きさよりも，今やっている治療法より患者が楽になる治療法を見つけることのほうが重要だからである．

　しかし実用的臨床試験は，たとえば極端な場合，特異的効果がゼロでプラセボ効果しかない怪しげな治療法であっても従来の治療法より自覚症状の一時的改善に優れているといった結論を導きかねない．何を知りたいか（research question）が異なるこれら2つの臨床試験デザインは，両者から得られた知見を相補的に解釈しながら臨床に生かすべきである．

4. 鍼灸手法を比較する臨床試験

　鍼灸臨床家にとって直接的に有用なのは，鍼灸治療の手法を比較してどれが最も臨床効果が高いかを検証するようなタイプの実用的臨床試験であろう．鍼灸治療を行うことが前提である鍼灸臨床の現場では，「鍼灸がプラセボ効果を超えて効くか」「他の治療法よりも鍼灸が有効か」ということよりも，「鍼灸をするとして，どの鍼灸技法が最も効果的か」という問いのほうが重要だからである．しかしこのタイプの試験の質や論文数は十分でない．そのため，たとえば鍼通電置鍼と非通電置鍼，浅刺と深刺，刺鍼と施灸，経絡にもとづく選穴と圧痛点など，病態や臨床状況ごとに優劣が明らかにされている技法は少ない．

　日本で1960年代から1980年代にかけて実施された鍼灸の臨床試験は**手法比較型の臨床試験**が多い[5,6]．このことは，当時臨床試験を行っていたのが開業鍼灸師中心だったことと無関係ではないと思われる．無治療や偽鍼という対照群を設定することは鍼灸院では困難であるため，現実問題として説明的臨床試験が実施できなかったことは想像に難くない．木下[2]は，坐骨神経痛の患者を深刺置鍼群と浅刺置鍼群とにランダムに割り付けて比較した結果，深刺群のほうがラセーグ角度も圧痛も浅刺群より改善したことを報告している．すべての鍼灸師がこの知見を共有できるかどうかは不明だが，少なくとも当時の木下にとって坐骨神経痛の患者にまず試すべきは深刺であるというエビデンスがつくられたのである．

　なお，すでに述べたように欧米の鍼の臨床試験には偽鍼対照群として切皮や浅刺を行っているものがある．これらは日本鍼灸からすれば鍼灸手法比較型の実用的臨床試験である．そのような見方から結果を分析すれば，より臨床家に役立つ情報が得られるかもしれない．

5. 鍼の臨床試験の報告基準

日本国内で実施され発表された鍼の RCT（特に 2000 年代以降）の一部は，個人的な印象として述べるならば，安易に行われ安易に発表されているような気がしてならない．すべてではないが，十分な質の管理をしないまま実施されたと思われる小規模 RCT が目立つからである．また，鍼治療を行った施術者に関する情報も乏しく，臨床経験が長く治療技術の高い施術者なのか，それとも免許取得して間もない大学院生なのか，報告論文や学会抄録を見ても記載不十分なためにわからない場合が多い．それらの RCT のデータが将来，施術者の優劣を論じないままに**システマティック・レビュー**に組み込まれれば，もしかしたら鍼の効果は過小評価されるかもしれない．一方，海外では 2000 年代から大規模な多施設共同 RCT が実施されており，厳密なランダム割り付け操作，試験の事前登録，生物統計学者の参加，トップジャーナルへの投稿，施術者の事前トレーニング，詳細な治療方法の記載など，質が格段に向上している試験が少なからず見受けられる．

しかし，全体としては国内外ともに鍼灸の臨床試験報告論文の記載内容は不十分であり，行った鍼灸治療の詳細や施術者の経験が明確でない場合が多い．このような論文が多いと，臨床における再現性を試すことが困難なだけでなく，システマティック・レビューや**メタアナリシス**でデータの

表 3-1　鍼の臨床試験の介入を報告する際に含めるべき情報に関する STRICTA 2010 チェックリスト[23]

項目	詳細
1. 鍼治療の理論	1a）鍼治療の方式（例：中医学，日本式，韓国式，西洋医学式，五行，耳鍼など）
	1b）治療法の根拠：歴史的背景，文献，合意の得られた手法などに基づいていること（適宜文献を示すこと）
	1c）個別化治療の範囲
2. 刺鍼の詳細	2a）1 回の治療セッションにおける患者あたり刺鍼数（平均および範囲も適宜）
	2b）使用した経穴の名称（標準名がない場合は部位）（片側か両側かについても）
	2c）指定された測定単位または特定の組織レベルに基づく刺入深度
	2d）誘発した反応（例：得気，筋単収縮反応）
	2e）鍼刺激の方法（例：手技，電気）
	2f）置鍼時間
	2g）鍼の種類（直径，長さ，製造元あるいは材質）
3. 治療計画	3a）治療回数
	3b）治療の頻度と期間
4. 他の治療構成要素	4a）鍼治療群に対して行ったその他の介入の詳細（例：灸，吸角，生薬，運動，生活指導など）
	4b）治療の設定と背景（施術者への指示および患者への情報や説明を含む）
5. 施術者の経歴	5）試験に参加する鍼師の経歴（資格または所属，鍼治療歴の年数，その他の関連する経験）
6. 対照群における介入	6a）この対照群を設定した論理的根拠（リサーチ・クエスチョンを踏まえて），およびその正当性を示す情報源
	6b）対照群の詳細（偽鍼その他の鍼に類似した対照を使用した場合には，上記の項目 1〜3 についての詳細を記載すること）

注意：このチェックリストは，本文の STRICTA 項目の説明とともに用いるべきであり，鍼の臨床試験を報告する際に CONSORT 2010 の項目 5 と置き換えられることを意図したものである．

統合やエビデンス総体の評価をする際にも障壁となる．そこで，鍼治療，対照群，施術者などについて最低限記載しなければならない事項を規定した **STRICTA**（ストリクタ，STandards for Reporting Interventions in Clinical Trials of Acupuncture：鍼の臨床試験における介入の報告基準）という統一基準が作成された．鍼の RCT 論文を投稿する際には STRICTA にもとづいて情報記載をすることを求める学術雑誌が増えてきている．

　もともと鍼灸に限らず臨床試験の報告論文には不備が多かったため，それを改善することを目的として 1996 年に **CONSORT**（コンソート，Consolidated Standards of Reporting Trials：臨床試験報告に関する統合基準）という声明が発表された[19,20]．CONSORT のチェックリストとフローチャートにしたがって指定事項を埋めていけば，臨床試験の報告に必要な情報を含んだ論文を書くことができる．しかし，CONSORT は介入（ここでは治療のこと）に関しては薬物療法以外の規定事項が十分でない．そこで，鍼の RCT 論文を執筆する場合は CONSORT にしたがうとともに，介入の部分については STRICTA にもしたがって情報記載するということになる（**表 3-1**）．現在，STRICTA は CONSORT の介入の項における正式な「拡張」（extension）とされている（www.equator-network.org）[21-23]．

　CONSORT と STRICTA にしたがって十分な情報が記載された鍼の RCT 論文が多く出版されることによって，より異質性の低い（つまり粒のそろった）鍼の手法それぞれについてのエビデンスが統合され蓄積されれば，より確かな医療の選択と実践ができるようになるだろう．

参考文献

1. 津谷喜一郎．コクラン共同計画とは―日本的展開へ向けて―．In：厚生省健康政策局研究開発振興課医療技術情報室（監修）．わかりやすい EBM 講座．厚生科学研究所．2000：120-35.
2. 木下晴都．坐骨神経と針灸．医道の日本社 1969：136-8.
3. 七堂利幸．鍼灸の臨床評価（32）―日本に於ける鍼灸の臨床試験―．医道の日本．1996；623：95-102.
4. 津谷喜一郎．高橋脱正の時代と EBM の時代のちがい．全日本鍼灸学会雑誌．2000；50：403-4.
5. Tsukayama H, Yamashita H. Systematic review of clinical trials on acupuncture in the Japanese literature. *Clin Acupunct Orient Med.* 2002；3：105-13.
6. 増山祥子，山下仁．日本の鍼のランダム化比較試験 2014 年までのレビュー．全日本鍼灸学会雑誌．2015；65（別冊）：171.
7. 山下仁，津嘉山洋．鍼灸の臨床試験．医学のあゆみ．2002；203：503-7.
8. MacPherson H, Vertosick E, Lewith G, et al. Influence of control group on effect size in trials of acupuncture for chronic pain：a secondary analysis of an individual patient data meta-analysis. *PLoS One.* 2014 9：e93739.
9. Vickers AJ, Vertosick EA, Lewith G, et al. Acupuncture for chronic pain：update of an individual patient data meta-analysis. *J Pain.* 2018；19：455-74.
10. Yamashita H, Tsukayama H. Minimal acupuncture may not always minimize specific effects of needling. *Clin J Pain.* 2001；17：277.
11. 山下仁，津嘉山洋．国際化する鍼灸：その動向と展望（2）臨床研究方法論の問題と解決．日本補完代替医療学会誌．2007；4：17-21.
12. 山下仁．鍼灸の検証．治療．2013；95：1695-8

13. 山下仁. 鍼灸のエビデンス. In：大野智, 津谷喜一郎 (編). 別冊・医学のあゆみ 補完代替医療とエビデンス. 医歯薬出版. 2016：91-6.

14. 山下仁, 高梨知揚, 鶴岡浩樹, 他. EBM・NBM と鍼灸. 全日本鍼灸学会雑誌. 2018；68：168-80.

15. Takakura N, Yajima H. A double-blind placebo needle for acupuncture research. *BMC Complement Altern Med.* 2007；7：31.

16. Lee J, Napadow V, Kim J, et al. Phantom acupuncture：dissociating somatosensory and cognitive/affective components of acupuncture stimulation with a novel form of placebo acupuncture. *PLoS One.* 2014；9：e104582.

17. 七堂利幸, 井上悦子, 金子泰久, 他. 偽円皮鍼の信憑性テストのまとめ. 医道の日本. 2010；803：106-13.

18. MacPherson H. Pragmatic clinical trials. *Complement Ther Med.* 2004；12：136-40.

19. 津谷喜一郎, 元雄良治, 中山健夫 (訳). CONSORT 2010 声明 ランダム化並行群間比較試験報告のための最新版ガイドライン. 薬理と治療. 2010；28：939-47.

20. Schulz KF, Altman DG, Moher D；CONSORT Group. CONSORT 2010 Statement：updated guidelines for reporting parallel group randomised trials. *BMJ.* 2010；340：c332.

21. 津嘉山洋, 山下仁. 鍼の臨床試験におけるデザインと報告に関する統一規格：STRICTA グループと IARF の勧告. 全日本鍼灸学会雑誌. 2002；52：582-6.

22. MacPherson H, Altman DG, Hammerschlag R, et al；STRICTA Revision Group. Revised STandards for Reporting Interventions in Clinical Trials of Acupuncture (STRICTA)：extending the CONSORT statement. *PLoS Med.* 2010；7：e1000261.

23. MacPherson H, Altman DG, Hammerschlag R, et al. 全日本鍼灸学会研究部監訳. 鍼の臨床試験における介入の報告基準 (STRICTA) の改訂：CONSORT 声明の拡張として. 全日本鍼灸学会雑誌. 2013；63：186-204.

コラム2　鍼灸の国際学会

　発表するしない，質の優劣，あるいは公用語にかかわらず，国際学会に参加することはエキサイティングである．以下に，よく知られているいくつかの鍼灸の国際学会を紹介する[1]．

世界鍼灸学会連合会（WFAS）：鍼灸の国際学会としては1945年にフランスを拠点として設立された国際鍼灸学会があったが，ヨーロッパ中心で運営されていたため，WHOの鍼用語の標準化会議をきっかけに日本の黒須幸男らが中国の王雪苔らにアジアを中心とした鍼灸の国際学会を作る必要があることを説いて，5年ほどの準備期間を経て1987年に北京で世界鍼灸学会連合会（World Federation of Acupuncture-Moxibustion Societies）が設立された[2,3]．WHOとWFASは「公式関係を持つ非政府組織」[2,3]すなわち強いつながりを持っており，学術大会・シンポジウムなどの開催や鍼灸関連用語・器具・教育の標準化など積極的に活動を展開している．しかし，近年のWFASは中国主導が目立ち，また開催地によってはプログラムや参加者登録に混乱を来した年もある．

国際東洋医学会（ICOM）：国際東洋医学会（International Congress of Oriental Medicine）は1975年に日本，韓国，台湾が中心となって設立され，東洋医学に関する国際学会としては世界で最も長い歴史を有している[4]．学術大会は2～3年に1回のペースで開催される．日本からは日本東洋医学会関連の役員・参加者が多いが，全体的には鍼灸の発表もかなり多く，特に台湾の東洋医学事情を知ることができるのは本学会の特徴である．歴史的にも日台韓の東洋医学研究者の深い親交が感じられる学会であり，非英語圏の参加者たちが母国語でないシンプルな英語で話すので，日本人にとってはわかりやすい．研究や臨床の成果を国際学会で発表しようとしている日本の鍼灸師にお勧めの学会である．発表しなくても，参加してポスター会場や懇親会で韓国の韓医師，台湾の中医師と交流したり，日本の漢方医と対話できるのは大きな魅力である．

International Scientific Acupuncture and Meridian Symposium（iSAMS）：韓国の薬鍼（pharmaco-puncture）の学術団体と会社がスポンサーとなって毎年世界各国で開催されるが，薬鍼よりも普通の鍼の研究成果の報告に重点が置かれている．開催地にかかわらず例年著名な研究者の講演が数多く組み込まれていて，それぞれの専門領域の最先端の状況を短時間でレビューしてくれるので大変勉強になる．日本では2014年に昭和大学で開催された[5]．また，過去にボンハン学説と呼ばれていたPrimo Vascular Systemの再検証の結果がしばしば発表される．

TCM Kongress Rothenburg：ドイツの有名な観光地でもあるローテンブルクの城で開催される欧州最大規模の鍼の国際学会である．研究のセッションもあるが，基本的には臨床の理論と技術を学ぶための学会なので，臨床関連の情報に興味のある鍼灸師とハイルプラクティカーに人気が高いようである．「鍼灸の本場の国から招聘された講師」として毎年何名か中国の中医師や日本の鍼灸師が時間をかけた実技セッションを行っており，日本鍼灸に興味を持つ役員も少なくない．ゆっくり滞在して欧州のハーブ製品その他の補完代替療法の展示を楽しみながら参加することをお勧めする．

International Council of Medical Acupuncture and Related Techniques（ICMART）：鍼灸を行う医師の団体の連合であり医師の鍼灸団体であることが加入条件だが，学術大会への参加は鍼灸師でも可能である[6]．学会の内容はメカニズム，臨床的検証，治療方法など多彩であるが，臨床でどうやって治療するかに興味を持っている医師の参加者が多いという印象である．ICMARTの会員・参加者たちのほとんどが山元式新頭鍼療法（YNSA）の山元敏勝医師をリスペクトしている．

The Society for Acupuncture Research（SAR）Conference：米国を中心に活動している質の高い学会で，国際学会を2年に1回，米国内で開催している．鍼に関する著名な基礎および臨床研究者が理事会に名を連ねており，臨床研究方法論や基礎研究成果について最新で密度の濃い情報提供と議論が行われる．日本人鍼灸師には英会話も含めてややハードルが高い感があり，内容も臨床家よりは研究者向きである．しかし，SAR Conferenceで取り扱われるトピックは鍼灸研究

の今を反映しているので，学会後の報告論文や
ニュースレターを見るだけでも役に立つ（www.
acupunctureresearch.org）．

　日本の鍼灸関係者は国際学会を敬遠しがちであ
る．英語が苦手だったり，参加費が高額なことが
その主な理由と思われる．たしかに国際学会は最
新の情報を入手したり，議論したり，自分の研究
や臨床の成果を発表したりする場ではあるが，最
初からそんなにハードルを上げる必要はない．ま
ずは発表しなくても内容がわからなくてもいいの
で，国際学会独特の空気を吸うことが大切であ
る．鍼灸が世界中に広がっていること，世界中の
鍼灸師や医師たちが中医鍼灸だけでなく日本鍼灸
にも興味を持っていること，鍼灸の科学的研究が
東アジアではなく欧米主導で進んできたこと，日
本で普通に行っている鍼灸の手技が欧米から見る
と驚嘆に値するようなテクニックだったりするこ
となど，いろいろと気付かされたり，明日から頑
張ろうという気持ちにさせられたりすることが多
い．

文献
1. 山下仁．鍼灸の国際学会に出かけよう．鍼灸
   OSAKA．2016；31：457-9．
2. 津谷喜一郎（司会），黒須幸男，若山育郎，
   他．特別座談会 WFAS 25 周年これまでの
   あゆみと課題を考える（前編）．医道の日本．
   2013；72（10）：151-61．
3. 津谷喜一郎（司会），黒須幸男，若山育郎，
   他．特別座談会 WFAS 25 周年これまでの
   あゆみと課題を考える（後編）．医道の日本．
   2013；72（11）：163-72．
4. 中田敬吾，安井廣迪，山下仁（司会）．国際
   東洋医学会と鍼灸．鍼灸 OSAKA．2016；
   32：217-23．
5. 山下仁．iSAMS 2014 Japan 参加報告．鍼灸
   OSAKA．2014；30：473-7．
6. 増山祥子，山下仁．ICMART（医療におけ
   る鍼および鍼関連治療法の国際会議）参加報
   告．森ノ宮医療大学紀要．2009；2：49-52．

4. 診療ガイドラインを注視する

ポイント
●診療ガイドラインは医療者や患者はもとより社会や政策にも多大な影響を与える.
●診療ガイドラインにおける鍼灸治療の記載内容は必ずしも正しくない.
●ほとんどの診療ガイドラインは鍼灸独特の事情（偽鍼対照群など）を考慮していない.
●鍼灸師自身が鍼灸に関する記載内容の問題点について説明できなければならない.

1. 医療における診療ガイドライン作成の動き

　診療ガイドラインとは,「診療上の重要度の高い医療行為について, エビデンスの**システマ**
ティック・レビューとその総体評価, 益と害のバランスなどを考慮して, 患者と医療者の意思決定
を支援するために最適と考えられる推奨を提示する文書」のことである (**図4-1**)[1]. 数ある治療法
それぞれのエビデンスを示す論文を検索し, 入手し, 英語かもしれないその文章を読んで, その質
や信頼性を踏まえてどの治療が最適なのかを決断することは, 日常臨床において不可能に近い. 診
療ガイドラインはそれらを代わりにやってくれているから, 医療従事者や患者はこれを読めば容易
に疾患ごとの標準的な治療法とその推奨度がわかる. 厚生労働省は 1990 年代後半から診療ガイド
ラインの作成を推進してきているが, これは医療の質保証や効率化を重視する EBM の考え方から

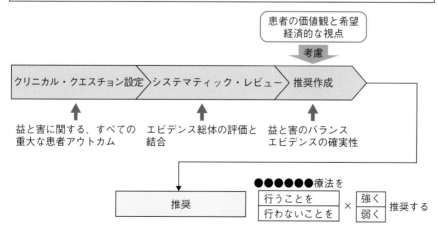

図 4-1　エビデンスにもとづく診療ガイドラインの定義と作成過程：Minds 患者・市民専門部会「よくわ
　　　かる診療ガイドライン Ver 1.0 （2017.03.31）第 1 部 診療ガイドラインとは」より

すれば当然の方向性であり，現在では医療の各領域で診療ガイドラインが多数作成されている．

　今日の医療で言う「診療ガイドライン」は「**エビデンスにもとづく診療ガイドライン**」のことである（**図4-1**）．EBMの考え方にしたがい，「体系的な方法に則って（たとえば選択基準や除外基準を事前に定義するなど）」，「エビデンスにもとづいて（RCTやそのシステマティック・レビューから得られた信頼性の高い情報を重視）」，「**益と害のバランスを考慮して**（期待できる効果と副作用を天秤にかけ）」，「**患者の価値観を考慮して**（受容可能性や経済的負担など）」，その上で推奨度を決定している．つまり，ある名人が「私はこうしている」と語ったり，ある集団が「うちのルールではこうしている」と規定したような文書は診療ガイドラインとは呼ばない．

　近年いくつかの疾患・症状については，鍼治療も診療ガイドラインに掲載され推奨されるようになってきた．しかし，診療ガイドラインによってはその質が必ずしも高くなく，鍼の推奨度や解説について方法論的に不適切なものも見受けられる．鍼灸のエビデンスは薬剤のエビデンスとは異なる特徴があるため，それを鍼灸師自身が理解して患者や他の医療職に説明できるような**ヘルスリテラシー**を身に着けておく必要がある．

2. 診療ガイドラインにおける鍼灸治療の記載

　診療ガイドラインがエビデンスにもとづいて作成されるということは，今まで現代医療の現場で選択肢として取り上げられていなかった鍼灸に光が当てられる可能性がある．有効性と安全性に関する有望なエビデンスがあれば，現代医学だろうが伝統医学だろうが先入観なく平等に評価されるチャンスがあるからだ．実際，すでに幾つかのガイドラインにおいて鍼治療のエビデンスが記載されるようになっている（**表4-1**）．

　鍼治療の推奨度がB（推奨する）とされている疾患・症状には，たとえば「線維筋痛症診療ガイドライン2017」における疼痛・こわばり等に対する治療や，「慢性頭痛の診療ガイドライン2013」における一次性頭痛（急性・予防）がある．鍼治療の推奨度がC1（行ってもよい）とされているものとしては，「過活動膀胱診療ガイドライン［第2版］」(2015)で失禁・夜間尿等などがある．

　一方，鍼治療の推奨度がC，または施行しないことを推奨しているのは，「日本皮膚科学会円形脱毛症診療ガイドライン2017」における発毛などである．これらは必ずしも「行わないほうがよい」という良質のエビデンスが示されているわけではない．今後，新しいRCTの論文が増えてくると，そのデータや結論によって診療ガイドラインの推奨度も肯定的から否定的に，あるいは否定的から肯定的に転じる可能性もある．

3. 鍼治療に関する不適切な判断や誤った記載

　国内の診療ガイドラインの中には，欧米の鍼治療のエビデンスや推奨度に関する一般的な見解とは異なるものがあり，これらは診療ガイドライン作成組織の不適切な判断によるものと思われる．

　たとえば「慢性頭痛の診療ガイドライン2013」（医学書院）では緊張型頭痛に対する推奨度がC（行うよう勧めるだけの根拠が明確でない）とされている．しかし国際的に最も信頼されるエビデンスを提示しているコクランのシステマティック・レビューでは，緊張型頭痛に対する鍼治療について「高頻度の発作性または慢性の緊張型頭痛の治療に有効であることが示されているが，さらな

表 4-1　診療ガイドラインに記載された鍼治療の推奨度

診療ガイドライン	疾患・症状・効果	推奨度	備考
線維筋痛症診療ガイドライン2017	疼痛・こわばり他	B	
慢性頭痛の診療ガイドライン2013	一次性頭痛 （急性・予防）	B	
	緊張型頭痛	C1	過小評価
顔面神経麻痺診療の手引き2011	急性期	C2	過小評価
上腕骨外側上顆炎診療ガイドライン2019		なし	
過活動膀胱診療ガイドライン［第2版］(2015)	失禁・夜間尿他	C1	
機能性消化管疾患診療ガイドライン2020―過敏性腸症候群 (IBS) (改訂第2版)		行うことを 提案	
非歯原性歯痛診療ガイドライン改訂版 (2019)	疼痛	不明	
日本皮膚科学会円形脱毛症診療ガイドライン2017	発毛	C2	
腰痛診療ガイドライン2019	腰痛	なし	誤データあり

推奨度の定義（例）　A：強く推奨（強いエビデンスがある）
　　　　　　　　　　B：推奨する（中等度のエビデンスがある）
　　　　　　　　　　C1：行ってもよい（弱いエビデンスがある）
　　　　　　　　　　C2：行わないほうがよい（エビデンスがない、または無効を示すエビデンスがある）
　　　　　　　　　　D：行うべきでない（無効または有害を示す良質のエビデンスがある）

る試験（特に鍼治療とその他の治療選択肢との比較）が必要である」と記載されている[2]. 国内の
ガイドライン 2013 の「行うよう勧めるだけの根拠が明確でない」というのは過小評価ではないか
と筆者は考えている.

　また,「顔面神経麻痺診療の手引き – Bell 麻痺と Hunt 症候群 – 2011 年版」（金原出版）におい
て, 急性期症状に対する鍼治療の推奨度は C2（科学的根拠がないので勧められない）とされてい
る. しかし質には問題があるものの国内にも臨床試験が発表されているため, 個人的には C1（行
うよう考慮してもよいが十分な科学的根拠はない）に該当するのではないかと考えている.

　最近発刊された「腰痛診療ガイドライン 2019（改訂第 2 版）」（南江堂）に至っては, 鍼治療を
含む代替療法の推奨度について「なし」という, このガイドラインの定義にはない分類がなされて
いる. このガイドラインについては, 不適切な文献選択, データの誤抽出と誤入力の量と質が甚だ
しく, 事実と反対の結論を含む深刻な誤情報を発信している. この問題については短い文章では説
明しきれないため, 筆者らの解説論文[3]を参考にしていただきたい.

　さらに,「慢性疼痛治療ガイドライン」(2018, 真興交易) には鍼治療が選択肢として掲載されて
いない. ここには運動療法も, 徒手療法も, ヨガも, 太極拳も, 気功も, ピラティスも, ラジオ体
操も「慢性疼痛治療として有効か？」というクリニカル・クエスチョンの選択肢として推奨度
（1A から 2D までさまざま）が掲載されている. それなのに, 世界的に有名な学術雑誌で良質のメ
タアナリシスによって「慢性疼痛に対する鍼治療はプラセボ効果だけでは説明できない臨床的効果
がある」と結論されている[4,5]にもかかわらず, 鍼治療は選択肢としてさえ掲載されていないので
ある.

4.　日本の診療ガイドラインに見られる矛盾の理由

　このように，少なくとも幾つかの日本で作成された診療ガイドラインには，コクラン・レビューの結論と矛盾したり，自分で定義した推奨度分類基準に矛盾した結論を下したりしているものが存在する．

　その理由のひとつは，**偽鍼**（sham needling）対照群の誤った解釈である．偽鍼は，薬剤の臨床試験における偽薬（プラセボ）と違って，生理学的に何の反応も起こさない（不活性）処置ではない．海外で行われた RCT の対照群で用いられる偽鍼の手法は，日本鍼灸で言うところの切皮，管散術，示指打法，鍉鍼刺激，あるいは阿是穴選択である場合が多い．これらの偽鍼は少なからず治療効果を発揮しているため，偽鍼と「本物」（欧米では，響かせたり経穴に刺したりする刺鍼のことを言う場合が多い）の鍼を比較すると，効果の差が小さいのは当然である（**図4-2**）．

　このような偽鍼対照群の問題は鍼灸界ではかなり認識されているのだが[6]，診療ガイドラインの作成委員に鍼灸に詳しい者が含まれているとは限らないため，「偽鍼と差がない」＝「鍼は効かない」と解釈されてしまう可能性がある．たとえば，腰痛に関するイギリスの診療ガイドライン[7]では「鍼治療群は偽鍼治療群の効果を超えない」という理由で，鍼が推奨する治療選択肢から外されたが，これは前述した通り，偽鍼にも特異的効果があることを理解していないことによる判断と思われる[3,8]．この診療ガイドラインに限らず，鍼治療群と偽鍼群との差を，運動療法群と無治療群との差と比較して判断するような場合，前者は特異的効果が小さく後者は大きくなるため不公平である．他の理由として，鍼灸ガイドライン作成委員会の組織体制や作成プロセスに問題がある場合もある[3]．

　診療ガイドラインは，統計学的処理やエビデンス解釈の難しい解説を飛ばして，推奨度だけが見られる可能性がある．患者だけでなく医療者も「診療ガイドラインにそう書いてあるなら」と考えがちであるし，医療政策の方針や訴訟にも影響を与える可能性がある．また，マスメディアも診療ガイドラインに書いてあることは内容を吟味しないで報道したり記事執筆の参考にしたりする．こ

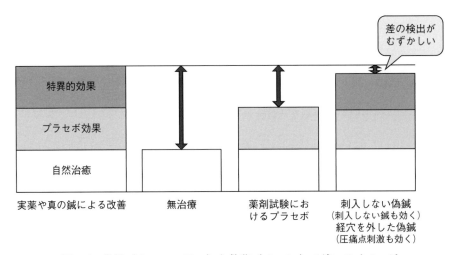

図 4-2　偽鍼（sham needling）と偽薬（placebo）の違いのイメージ

のように，診療ガイドラインは社会に対して絶大な影響力を持っている．社会に対する悪影響を最小限にとどめるために，診療ガイドラインの不適切な記載を見つけ，エビデンスの観点から正しく指摘するような監視体制と知識と説明能力を，鍼灸師，鍼灸学会，鍼灸業団体などが備えておく必要がある．

5. 鍼灸臨床のための診療ガイドライン

　ここまで述べてきた診療ガイドラインは「ある疾患や病態において，どのような診断や治療の有効性のエビデンスが強いか」という臨床上の問い（クリニカル・クエスチョン）に答えるためのものであった．しかし，一般の診療ガイドラインで鍼灸治療が推奨されたとして，それではその疾患や病態において「どのような鍼灸治療法や鍼灸手技が最も推奨できるか」というクリニカル・クエスチョンに答えた**「鍼灸診療ガイドライン」**は 2020 年の時点で未だ日本国内には存在しない．一方，中国や韓国ではそのような鍼灸診療ガイドラインが作成され，公表されている．その作成プロセスは，必ずしも RCT のシステマティック・レビューにもとづくものではなく，これらの鍼灸診療ガイドラインを用いたほうが本当に高い臨床効果が得られるのかどうかについては不明である（**図 4-3**）．

　鍼灸臨床では多種多様の診断法や治療手技が用いられているため，それらの優劣を決定するような多数の RCT が実施され信頼のおけるエビデンスが集積されなければ，それぞれの診断法や治療手技に優先順位を付けるようなガイドラインを作成することは困難である．したがって，すべての鍼灸師が納得するような鍼灸診療ガイドラインの発刊は実現しないであろう．しかし，**「手法比較型の臨床試験」**も少なからず実施され発表されているため，たとえば「この疾患の場合は，浅刺よりも深刺が効果的である確率が高い」とか，「このような病態の場合は，置鍼や雀啄よりも低周波鍼通電のほうが効果的である場合が多い」といった，新米鍼灸師が大雑把にでも臨床における優先順位を付けられるような鍼灸診療ガイドラインの作成は可能かもしれない（**図 4-3**）．

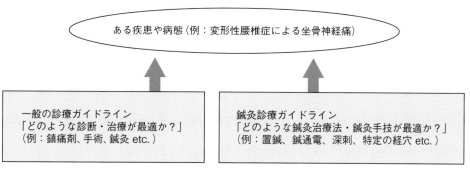

図 4-3　2 種類の診療ガイドライン

　ところで，東洋人と西洋人では異なる結果を示す臨床試験がある．骨盤位妊娠（逆子）に対する至陰の棒灸の効果について，中国人妊婦を対象として実施した RCT で良い成績を得た Cardini らは，イタリア人妊婦を対象としてまったく同じ RCT を行った．その結果，イタリア人では棒灸群と無治療群の間に有意差が認められなかったという[9,10]（**図 4-4**）．理由はおそらく有害事象による

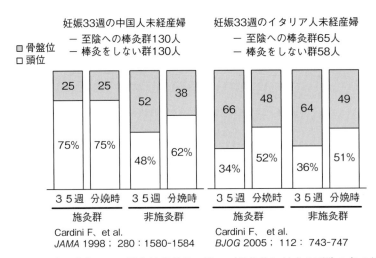

図4-4　地域や文化による鍼灸治療効果の違い（骨盤位に対する至陰の灸の例）

中断率の差によるものである．被験者となったイタリア人妊婦の多くは灸治療が不快だったらしく，精神的な要素が身体的な症状に影響した可能性が考えられる．このように，文化，体質，先入観など様々な違いが国や地域には存在するため，診療ガイドラインでは日本の患者に対する日本鍼灸のエビデンスを重視しながら収集・分類・評価して推奨度を検討することも必要である．

参考文献

1. 小島原典子，中山健夫，森實敏夫，山口直人，吉田雅博（編集）．Minds 診療ガイドライン作成マニュアル 2017．2017 年 12 月 27 日版．東京．日本医療機能評価機構 EBM 医療情報部．2017：1-10.

2. Linde K, Allais G, Brinkhaus B, et al. Acupuncture for the prevention of tension-type headache. *Cochrane Database Syst Rev.* 2016；4：CD007587.

3. 山下仁，大川祐世，増山祥子．腰痛診療ガイドライン 2019 の鍼治療に関する誤情報．全日本鍼灸学会雑誌．2019；69：156-65.

4. Vickers AJ, Linde K. Acupuncture for chronic pain. *JAMA* 2014；311：955-6.

5. Vickers AJ, Vertosick EA, Lewith G, et al. Acupuncture for chronic pain：update of an individual patient data meta-analysis. *J Pain.* 2018；19：455-74.

6. 山下仁．欧米における Acupuncture 事情と日本鍼灸の課題．全日本鍼灸学会雑誌．2006；56：703-12.

7. National Institute for Health and Clinical Excellence. Low back pain and sciatica in over 16s：assessment and management. *NICE clinical guideline.* 2016；NG59.

8. 山下仁，高梨知揚，鶴岡浩樹，他．EBM・NBM と鍼灸．全日本鍼灸学会雑誌．2018；68：168-80.

9. Cardini F, Weixin H. Moxibustion for correction of breech presentation：a randomized controlled trial. *JAMA.* 1998；280：1580-4.

10. Cardini F, Lombardo P ,Regalia AL, et al. A randomised controlled trial of moxibustion for breech presentation. *BJOG.* 2005；112：743-7.

5. 安全性を熟知する

ポイント
●有害事象は治療中・後に発生した好ましくない医学的事象であり，因果関係を問わない．
●鍼灸の有害事象は多く発表されているが，因果関係や発生頻度が明確でないものが多い．
●大規模な前向き調査によると標準的な鍼施術による深刻な有害事象の発生はまれである．
●標準的でない施術による過誤を減らすため，卒前・卒後の鍼灸教育をさらに充実すべきである．

1. 有害事象とは

　ある治療の安全性を検討するとき，副作用や過誤の可能性がある症状や所見のことを一般に「**有害事象**（adverse event）」と呼ぶ．「有害」という言葉はかなりネガティブな響きがあるので，おそらく鍼灸師はこの用語を好まない．しかし，医療界で正式に安全性を議論する場合は有害事象という用語を使わなければならないし，この用語を使うことには重要な意味がある．

　有害事象は，「因果関係を問わず治療中または治療後に発生した好ましくない医学的事象」と定義されている[1]．すなわち，明らかに鍼灸治療のために起こったとわかるような物的証拠（折鍼片など）がある事象だけでなく，鍼灸施術を行う前からすでに感染していて施術後に症状が現れてきたのかもしれないケースや，鍼灸以外の原因によって生じたかもしれないケースも有害事象には含まれている．たとえば，鍼灸治療を受けて帰宅途中に心筋梗塞を起こしたら，それは有害事象である．また，ある薬剤を服用し，鍼灸治療を受け，その後にめまいと嘔気を訴えた場合，これらの症状は薬剤の有害事象であり鍼灸の有害事象でもある．治療との因果関係を証明することは多くの事象において難しく，何カ月あるいは何年も実験や疫学調査をしたり裁判で争ったりしなければ因果関係を断定できない場合もある．そんなに悠長に因果関係が確定するのを待っていたら，その間は情報を公表することができず，そのことによって患者が大きな不利益を被る可能性がある．したがって，因果関係が明確でないものも含めて有害事象として広く周知しておくことは重要とされている．

　鍼灸治療の後に発生した感染症の症例報告は，ほとんどの場合，因果関係が証明されていない．もしかしたら，ある感染症の初期症状（たとえば局所疼痛や倦怠感）を緩和するために鍼灸施術を行い，その後に自然経過として感染症の症状や所見が顕在化しただけかもしれない．刺鍼から数時間後に症状がはっきりしてきた気胸の場合も，自然気胸であった可能性がある．そのような場合に「鍼灸の過誤として○○が報告されている」と言えばそれは鍼灸が原因で発生した症状・疾患ということになり，「鍼灸の有害事象として○○が報告されている」と言えば，それは因果関係があるかどうかはわからないが施術後に観察された事象という意味である．このような理由から，いくらか衝撃的な語感を与える「有害事象」という用語ではあるが，因果関係が明確でなければこの言葉を用いるべきである．

鍼灸治療における有害事象について，筆者は次のように分類している．

(1) **副作用**（または有害反応）：意図せず生じた好ましくない生体反応
(2) **過誤**：過失，無知，故意などによって発生した事象
(3) 不可抗力による事故：天災など
(4) 鍼灸治療や鍼灸師の行為とは因果関係がない事象
　　（因果関係がないことが証明されれば有害事象から外される）

副作用は治療自体が内包するものであるため，刺激量の調節など工夫によって軽減することはできるが，基本的に，あるいは人によっては回避不能である．それに対して，過誤は教育や防止策の向上によって「理論的には」回避可能である（現実には過誤がゼロになることはない）．不可抗力による事故については，大地震で患者が転倒したり落下物によって傷害を受けたりした場合が該当すると思われるが，もし軽い地震で物が落下したような場合は，治療院の環境整備を怠った鍼灸師の注意義務違反（すなわち過誤）が問われる場合もある．

2. 国内で発生した鍼灸の有害事象

国内で発生し，医師等により医学雑誌に報告された鍼灸の有害事象について医中誌 Web や PubMed などで検索して収集分析すると，多数のさまざまな症例が報告されていることがわかる（**図 5-1，表 5-1**）[2-7]．

繰り返し述べるが，これらすべてが鍼灸施術によって起こったと確定しているわけではなく，特に感染症などは実際には因果関係がない事象も多数含まれていると思われる．また，灸痕の癌化も報告されているが，このような症例で行われた透熱灸のほとんどは自己施灸であり，また，近年一般に行われているような灸よりもはるかに大きな艾炷を用いて多壮施灸を何十年も続けた例が多い[2]．これを一般的な灸の有害事象と同等に扱うことには異論がある．

しかし，鍼灸師の過失によって毎年何例かの深刻な過誤が発生していることは否定できない．あ

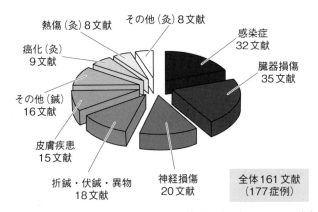

図 5-1　国内で発生した鍼灸臨床における有害事象文献（1998〜2015 年）調査結果
　　　　（全日本鍼灸学会安全性委員会，古瀬暢達まとめ）

る鍼灸マッサージ賠償責任保険で取り扱われたケースを見ても，気胸，折鍼，化膿感染，症状増悪，神経損傷などが挙げられている（**図 5-2**）[8]．したがって，手術や注射などの医療手段と同じように，鍼灸にもいくらかのリスクがあることは間違いない．領域別の有害事象の報告数や特徴の詳細については，すでに発表されているレビュー論文[9-13]を参照されたい．

表 5-1　国内で発生して医学雑誌に報告された鍼の有害事象

分類	鍼の有害事象	灸の有害事象
臓器損傷または異物	気胸，伏鍼（脊柱周辺，傍脊柱筋，腹膜腔内ほか），動脈損傷，心タンポナーデ，血気胸，腎損傷，偽性大動脈瘤，伏鍼（尿路・膀胱，後腹膜腔，右心室，肺と横隔膜，肝臓，脾臓，上顎，頸椎棘間靱帯，股関節，腹部大動脈瘤，項部ほか）	
感染症	膿瘍，敗血症，菌血症，脊髄感染，丹毒，関節炎，劇症型 A 群レンサ球菌感染症，膿血胸，髄膜炎頭蓋骨結核，感染左房粘液腫，局所発赤，急性 B 型肝炎	化膿（蜂窩織炎），熱傷後感染
神経傷害	脊髄傷害，くも膜下出血，硬膜下血腫，硬膜外血腫，延髄損傷，下半身麻痺，解離性感覚障害，頭蓋内伏鍼	迷走神経損傷による心肺停止，末梢神経障害，後頭神経痛
皮膚障害	埋没鍼による局所性銀皮症，接触皮膚炎（または金属アレルギー），色素沈着様変化，腫瘍の増殖，扁平苔癬，結節性病変，サルコイド反応，Wells 症候群再燃	水疱性類天疱瘡，基底細胞癌，疣状癌，有棘細胞癌，増殖性外毛根鞘嚢腫，良性腫瘍，ケブネル現象，顆粒球性肉腫，眼瞼火傷，熱傷潰瘍，下腿皮膚壊死
その他	ショック症状，喘息発作，意識障害，横紋筋融解症，視神経脊髄炎再発，破水	喘息発作，症状悪化，疼痛，肺水腫

※「有害事象」の報告論文なので，鍼灸との因果関係が明確でない症例を含んでいる（本文参照）

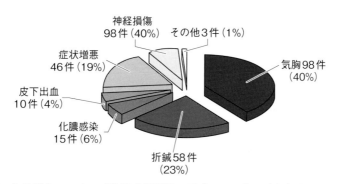

図 5-2　ある鍼灸マッサージ賠償責任保険で平成 1〜14 年に取り扱われたケース[8]

3. 症例報告にもとづく議論の問題点

以上に示したように，鍼灸治療に関連して多くのさまざまな有害事象の症例が報告されている．しかし，症例報告論文にもとづく安全性の検討にはいくつかの問題がある[14,15]．

第一に，医学雑誌に投稿・掲載される有害事象の症例は，緊張性気胸や膿瘍など重度のものが多く，日常的に鍼灸師がしばしば遭遇する軽度の有害事象（気分不良や内出血など）はほとんど報告されていない．逆に，たとえ深刻な有害事象であっても，気胸などはすでに何度も医学論文に掲載されているので，オリジナリティがないとして掲載されない場合がある．(**出版バイアス**)

第二に，症例報告は計画的でない「**後ろ向き**（retrospective）」の観察研究なので，有害事象が生じてから記録や記憶をたどって論文執筆する．そのため，因果関係や問題点を検討するために必要な情報が欠けている場合が多い．また，ほとんどの症例報告は医師による執筆であり，鍼灸師が行った施術に関する情報（刺鍼部位，刺鍼深度，施術時の所見など）が記載されている論文は少ない．(**記録バイアス，記憶バイアス**)

第三に，発生頻度を計算するための施術総数すなわち分母が不明である．いったい何万回の鍼灸治療の中で深刻な1症例が観察されたのかがわからないため，各有害事象がどれくらい頻繁に起こるものなのかを知ることはできない．(**発生頻度不明**)

1990年代後半まで，鍼灸の安全性に関する議論は有害事象の症例報告という弱いエビデンスにもとづいてのみ語られていた．鍼灸師に注意を喚起する，あるいは鍼灸安全教育の資料とするには貴重であったが，「鍼灸は一般的に安全と言えるか」という問いに答えられるデータは存在しなかった．

4. 大規模な前向き調査による安全性の検証

計画性のない有害事象症例報告から脱却し，研究計画を立てて現時点から未来に向けてすべてのデータを記録・収集してゆくという「**前向き調査**（prospective survey）」によって，よりエビデ

表5-2　日本とイギリスで行われた前向き調査によって記録された特記すべき有害事象（主なもの）

分類	日本鍼灸（日本）[16] （治療総数約55,000回）	現代医学系鍼灸（英国）[18] （治療総数約32,000回）	中医学系鍼灸（英国）[19] （治療総数約34,000回）
自律神経系の過剰反応	めまい，気分不良（嘔気・嘔吐），異常発汗（13）	失神，気分不良（6） 嘔気，嘔吐（3）	嘔気・嘔吐，めまい・気分不良・失神，異常発汗（12）
精神・感情の過剰反応		不安，パニック（2） けいれん（意識消失3分）(1)	激昂・パニック，不安，うつ（4）
アレルギー（接触皮膚炎）	刺鍼部掻痒・発赤（3）	刺鍼部アレルギー（2）	
過誤（因果関係が不明な例を含む）	鍼の抜き忘れ（16） 熱傷（鍼と同時に行われた温熱療法や温灸などによる）（7）	抜き忘れ・鍼紛失（5） 灸施術後の水疱（1） 蜂窩織炎（下腿浮腫部）(1)	鍼の抜き忘れ（2） 灸による熱傷（1） 血尿（1）

※ 括弧内の数字は報告された件数を示す

ンスの強い次元で鍼灸の安全性が議論されるようになったのは 1990 年代半ば以降のことである.

　最初に筑波技術短期大学附属診療所（現在の筑波技術大学東西医学統合医療センター）で収集した鍼管と押手を用いる日本鍼灸の有害事象（鍼灸治療総数約 55,000 回）が報告された[16,17]. その後，イギリスの現代医学系鍼灸（鍼灸治療総数約 32,000 回）と中医学系鍼灸（鍼灸治療総数約 34,000 回）のグループから同様の前向き調査結果が発表された[18,19]. 興味深いことに，互いに独立して行われたこれら 3 つの調査における「特記すべき有害事象」の発生頻度は，日本鍼灸 0.12%[16]，イギリス現代医学系鍼灸治療 0.14%[18]，イギリス中医学系鍼灸治療 0.13%[19] と，ほぼ一致していた. つまり，標準的な鍼灸治療においては，国や流派を問わず深刻な有害事象が発生することがまれであるというエビデンスが示されたのである（**表 5-2**）.

　その後，ドイツからさらに大規模な鍼治療の有害事象調査結果が発表された. しかもドイツを 3 つの地域に分けて各々の研究グループが独立して調査を行ったものである（**表 5-3**）[20-22]. 非常に大きな分母をもつこれらの調査データから，標準的な鍼治療によって深刻な有害事象が発生する頻度は非常に低いことがわかった.

　日本でも安全性に関する多施設共同前向き調査の結果が 2017 年に発表された[23]. 鍼灸教育機関の鍼灸師 232 人による 2,180 人の患者（総治療回数 14,039）の治療中・後のインシデント報告で，

表 5-3　ドイツで実施された鍼治療に関する大規模な有害事象調査

（人数に対する%）	ベルリン（2009）[20] 229,230 人（00-04 年） （のべ 220 万回）	ミュンヘン（2004）[21] 97,733 人（-2002 年） （のべ 76 万回）	ボーフム（2004）[22] 190,924 人（01-02 年） （のべ 177 万回）
頻度の高い有害事象	微小出血・血腫 6.1% 頭痛 0.5% 他の疼痛 1.2% 症状悪化 0.3% 局所の炎症 0.3% 疲労 0.2% めまい 0.2% むくみ 0.15% 嘔気 0.1%	刺鍼痛 3.3% 血腫 3.2% 出血 1.4% 起立性障害 0.5%	血腫 5.2% 症状悪化 1.3% めまい・嘔気・転倒などの 　自律神経障害 0.7% 治療中の知覚障害 0.08% 刺激部の強い痛み 0.05%
過誤性の高い有害事象	灸の火傷 0.006% 抜き忘れ 0.005% 折鍼 0.001% 気胸 0.001%（2 人）	抜き忘れ 0.25% 気胸 0.001%（1 人）	灸の水疱 0.0005%（1 人） 折鍼 0.0005%（1 人）
その他	局所の感染 0.01% 意識消失 0.03% 神経傷害/麻痺 0.03%	血圧上昇，自殺企図，喘息と狭心症発作，低血圧と意識消失（1 人ずつ）	局所の皮膚感染 0.045%
備考	有害事象に関連して 4,963 人（2.2%）が治療を受けたが，死亡例はなかった.	死亡例はなかった.	調査期間中に 9 人死亡（心臓病 4，癌 2，脳卒中 1，肺炎 1，交通事故 1）したが，鍼との直接の関連はないと考えられ，当該集団の中で調査期間内に死亡すると人口統計的に推定される人数 180 人を大きく下回っていた.

表 5-4 胸部・頚部付近の医療処置による気胸の発生率

医療処置	気胸の発生率 (発生数/患者総数)	文献
中心静脈カテーテル 挿入処置	1.0% (17/1,667)	Iovino F, et al. *Ann Chir* 2001
	0.6% (13/1,976)	Pikwer A, et al. *Acta Anaesthesiol Scand* 2009
	0% (0/1,978)	Cavanna L, et al. *World J Surg Oncol* 2010
	1.1% (18/1,686)	Roux D, et al. *Crit Care Med* 2014
	0.5% (5/1,249)	Vinson DR, et al. *Am J Emerg Med* 2015
	0.8% (26/3,387)(重症気胸)	鳥羽三佳代, 他, 日本医療・病院管理学会誌 2016
星状神経節ブロック	0.2% (2/のべ437回)	藤崎文雄, 他, 日本歯科麻酔学会雑誌 1985

深刻な有害事象や感染症はみられなかった. この多施設共同研究で観察対象となった患者数はまだ少ないが, 上述の日本の一施設およびドイツ・イギリスのデータや, 他の医療処置による気胸の発生率 (表 5-4) を考え合わせても, やはり標準的な鍼治療で深刻な有害事象が発生することはまれであると言えよう.

5. 文献検索による安全性評価の注意点

有害事象症例報告から鍼灸の安全性を判断することの問題点についてはすでに述べた通りであるが, たとえ多数症例の集積や対照群と比較した調査研究であっても, 文献データベース検索によって見つけ出した論文の結論から解釈する際には注意が必要である.

たとえば, 「鍼」「肝炎」といったキーワードを用いて医学文献データベース検索すると, 鍼と肝炎感染の因果関係を肯定する結論となった論文が多くヒットする. その理由は, 因果関係を肯定する論文のほうが抄録に「鍼」の語を含める場合が多いため, 検索に引っ掛かりやすくなるのである (**抄録バイアス, 要約バイアス**)(図 5-3)[24]. すなわち, ハンドサーチを行わず簡易なデータベース検索のみで集めた論文データをまとめると, 誤った結論が導かれる危険性がある.

今までのところ, B型およびC型肝炎に関しては鍼治療が感染経路であると直接証明している文献はなく, また, 感染経路ではないかと疑った文献の多くは1987年の厚生省による感染予防に関する通達以前に行われた鍼治療を含むものである[12]. 鍼治療における衛生管理は年々改善されているため, あまりに古い症例や不完全な疫学調査にもとづいて安全性を評価すべきではない.

6. 安全性に関する鍼灸師教育は最重要課題

以上に説明したとおり, 鍼灸, 少なくとも標準的な鍼施術において, 深刻な有害事象はまれであるというエビデンスは示されている. しかしながら, 個別の症例報告論文を読むと, 明らかに鍼灸師の過失や無知によって行われた「標準的でない」鍼灸施術が原因で発生した過誤症例が少なからず存在することも事実である. このような過誤性のある鍼灸の医療事故を防止するために, また, 鍼灸の安全性を患者や社会に正しく説明できるようになるためにも, 今後ますます鍼灸師の卒前教育を充実させるとともに, 卒後教育および生涯教育の義務化や認定システムが導入されるべきである.

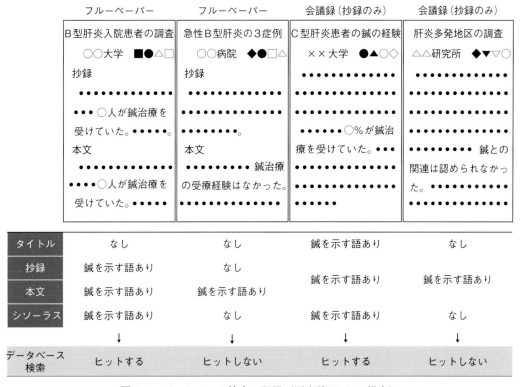

	フルーペーパー	フルーペーパー	会議録（抄録のみ）	会議録（抄録のみ）
タイトル	なし	なし	鍼を示す語あり	なし
抄録	鍼を示す語あり	なし	鍼を示す語あり	鍼を示す語あり
本文	鍼を示す語あり	鍼を示す語あり		
シソーラス	鍼を示す語あり	なし	鍼を示す語あり	なし
データベース検索	↓ ヒットする	↓ ヒットしない	↓ ヒットする	↓ ヒットしない

図 5-3　データベース検索の限界（医中誌 Web の場合）

参考文献

1. International Conference on Harmonisation of Technical Requirements for Registration of Pharmaceuticals for Human Use：Clinical safety data management：Definitions and standards for expedited reporting E2A. *ICH Guideline*. 1994.
2. 山下仁，江川雅人，宮本俊和，他．鍼灸の安全性に関する和文献（4）―灸に関する有害事象―．全日本鍼灸学会雑誌．2000；50：713-8.
3. Yamashita H, Tsukayama H, White AR, et al. Systematic review of adverse events following acupuncture：the Japanese literature. *Complement Ther Med*. 2001；9：98-104.
4. 山下仁，江川雅人，楳田高士，他．国内で発生した鍼灸有害事象に関する文献情報の更新（1998〜2002 年）および鍼治療における感染制御に関する議論．全日本鍼灸学会雑誌．2004；54：55-64.
5. 石崎直人，江川雅人．国内で発生した鍼灸有害事象報告論文に関する文献（2003〜2006 年）．全日本鍼灸学会雑誌．2008；58：180-2.
6. 古瀬暢達，山下仁，増山祥子，他．鍼灸安全性関連文献レビュー 2007〜2011 年．全日本鍼灸学会雑誌．2013；63：100-14.
7. 古瀬暢達，上原明仁，菅原正秋，他．鍼灸安全性関連文献レビュー 2012〜2015 年．2017；67：29-47.
8. 藤原義文．鍼灸マッサージに於ける医療過誤 現場からの報告．山王商事．2004：15-21.
9. 古瀬暢達，山下仁．鍼治療により生じた神経傷害例の文献レビュー．医道の日本．2013；837：138-46.

10. 古瀬暢達，山下仁．鍼治療の安全性向上に関する文献的検討―気胸―．医道の日本．2014；852；118-25.

11. 古瀬暢達，山下仁．鍼治療の安全性向上に関する文献的検討―気胸を除く臓器損傷・異物―．医道の日本．2015；859；120-9.

12. 古瀬暢達，内野容子，山下仁．鍼治療とB型・C型肝炎感染に関する文献レビュー．全日本鍼灸学会雑誌．2016；66：166-79.

13. 古瀬暢達，山下仁．鍼臨床における皮膚疾患有害事象に関する文献レビュー．日本東洋医学系物理療法学会誌．2019；44：97-106.

14. 山下仁，津嘉山洋．鍼灸の安全性．リハビリテーション医学．2004；41：829-35.

15. Yamashita H, Tsukayama H. Safety of acupuncture practice in Japan：patient reactions, therapist negligence and error reduction strategies. *Evid Based Complement Alternat Med*. 2008；5：391-8.

16. Yamashita H, Tsukayama H, Tanno Y, et al. Adverse events related to acupuncture. *JAMA*. 1998；280：1563-4.

17. Yamashita H, Tsukayama H, Tanno Y, et al. Adverse events in acupuncture and moxibustion treatment：a six-year survey at a national clinic in Japan. *J Altern Complement Med* 1999；5：229-36.

18. White A, Hayhoe S, Hart A, et al. Adverse events following acupuncture：prospective survey of 32,000 consultations with doctors and physiotherapists. *BMJ*. 2001；323：485-6.

19. MacPherson H, Thomas K, Walters S, et al. The York acupuncture safety study：prospective survey of 34,000 treatments by traditional acupuncturists. *BMJ*. 2001；323：486-7.

20. Witt CM, Pach D, Brinkhaus B, Wruck K, Tag B, Mank S, et al.：Safety of acupuncture：results of a prospective observational study with 229,230 patients and introduction of a medical information and consent form. *Forsch Komplementmed*　16：91-97, 2009.

21. Melchart D, Weidenhammer W, Streng A, Reitmayr S, Hoppe A, Ernst E, et al.：Prospective investigation of adverse effects of acupuncture in 97733 patients. *Arch Intern Med*　164：104-105, 2004.

22. Endres HG, Molsberger A, Lungenhausen M, Trampisch HJ. An internal standard for verifying the accuracy of serious adverse event reporting：The example of an acupuncture study of 190,924 patients. *Eur J Med Res* 9：545-551, 2004.

23. Furuse N, Shinbara H, Uehara A, et al. A multicenter prospective survey of adverse events associated with acupuncture and moxibustion in Japan. *Med Acupunct*. 2017；29：155-62.

24. 内野容子，古瀬暢達，山下仁．鍼治療と肝炎感染の関連についての文献レビューにおけるハンドサーチの重要性―システマティック・レビューの変法による検証―．全日本鍼灸学会雑誌．2017；67：201-14.

6. 過誤を防止する

ポイント
●人は誰でも間違えるという前提にもとづいて方策を考える.
●誤認識と無知には教育が,うっかりミスや記憶違いにはインシデント分析が有用である.
●安全性に関する知識更新のため,鍼灸教員の学会参加と鍼灸師の卒後教育を強く勧める.
●鍼灸の安全性,鍼灸師の安全性,鍼灸システムの安全性のいずれも改革の余地がある.

1. 過誤性の高い有害事象

　前章に述べたように,鍼灸,少なくとも標準的な鍼施術において深刻な**有害事象**はまれであるというエビデンスが,複数の国で実施された複数の大規模前向き安全性調査によって示されている.しかしながら,標準的とはいえないような施術（たとえば安全刺鍼深度を超えた深刺）や判断（たとえば鍼灸適応でない病態への施術）によって,鍼灸の**医療過誤**が起こっていることも事実である.

　医学雑誌に掲載されたり賠償責任保険で取り扱われたりした鍼灸の有害事象のうち,鍼灸師の過誤であるもの,あるいは過誤の可能性が高いものの例を以下に挙げる.

(1)　臓器損傷では …… 気胸,心タンポナーデ,偽性大動脈瘤など
(2)　体内異物では …… 折鍼または埋没鍼による折鍼片残存（伏鍼）など
(3)　神経傷害では …… 脊髄傷害,くも膜下出血,硬膜下血腫,末梢神経麻痺など
(4)　皮膚障害では …… 埋没鍼による局所性銀皮症,温灸や温熱機器による熱傷など
(5)　その他の危険な行為では …… 鍼の抜き忘れ,粗暴な理学検査など

　これらのうち,体内異物,局所性銀皮症,鍼の抜き忘れ,粗暴な理学検査などは,明確な**因果関係**を示す物的証拠や行為がある.臓器損傷や神経傷害についても,物証（折鍼片）または因果関係を否定し難い時間的前後関係（施術直後の発生など）があるものが多い.一方,感染については,不完全な滅菌・消毒による刺鍼で発生したという確証がない場合も多いので,感染症の症状発現時期に重なって施術をしたケースも多いと思われる（いわゆる「ぬれぎぬ」が剖検で証明された例もある[1]).しかし,不潔な環境や操作によって感染を起こす可能性も否定できない.

　過誤は,発生した後に「こうしておくべきだった」と非難される場合が多いが,たとえ理論的に完璧に近い防止策を行っていても発生がゼロになることはない.少しでも重大な過誤を減らす,あるいは避けるためには,過去の事例を提示して「気をつけるように」と諭すだけなく,あらゆる側面からさまざまな工夫をこらしながら防止策を進めていく必要がある.

表 6-1 医療過誤の分類[4,5]と鍼灸臨床における具体例[6,7]

1. 誤認識（mistakes）：行為を意図した段階ですでに生じている過誤
1）知識に関する過誤（knowledge-based errors）
例）灸痕ができてもよいか確認しないまま透熱灸を行って灸痕を形成
2）常識に関する過誤（rule-based errors）
例）一般に危険とされる刺鍼深度を超えて深刺して内臓を損傷
2. うっかりミス（slips）と記憶違い（lapse）：行為の実施段階で生じた過誤
1）うっかりミス（slips of action）
例）知熱灸を行うつもりで，うっかり透熱灸をして灸痕を形成
2）度忘れ（lapses of memory）
例）置鍼した部位の一部を失念して鍼を抜き忘れる

2. 過誤を発生させる要因

　誰かが医療過誤を起こしてしまったとき，前世紀までは「医療事故は本来起こらないものなのに，この人が起こしてしまった．だからこの人が悪いのであり，この人を罰して排除すればよい．」という考え方にもとづいた行動がとられていた．しかし，そのような考え方を繰り返しても医療過誤が少しも減っていないことが1990年代の調査で明らかとなり，医療現場・病院管理・医療政策に携わる人々は発想の転換を迫られることとなった[2,3]．

　現在の医療過誤防止の考え方の基本となっているのは，1999年に米国医学研究所米国医療の質委員会が発表した報告書「To Err is Human（**人は誰でも間違える**）」[2]である．間違いは起こることを前提とし，「誰がやったのか」ではなく「なぜ起こったのか」に焦点を当て，**システムによる防止策**を考えるようになったのである[3]．

　過誤が「なぜ起こったか」を考えて防止につなげるには，まず過誤をタイプ別に分類してから考えるとよい（**表6-1**）[4-7]．**誤認識**や**無知**に対しては，教育によって知識や常識を与えれば過誤の減少が期待できる．たとえば気胸は危険刺鍼深度をしっかり教え込むことによって発生が減少するであろう．一方，**うっかりミス**や**記憶違い**によって発生する過誤については，すでに知識や常識を持っている（「やってはいけない」ことを知っている）状態であるにもかかわらず発生する過誤であるため，教育の効果はあまり期待できない．教育に加えて何か別の方策を加える必要がある．

3. インシデント報告システム

　教育が重要であることは当然であるが，教育で「やってはいけません」と戒めても十分な効果が期待できないようなうっかりミスや記憶違いに対しては，「なぜ起こったのか」を明らかにすることと，その「なぜ」に対応する取り組みが必要となる．

　リスクマネジメントの領域でしばしば用いられる考え方として「**ハインリッヒの法則**」がある（**図6-1**）．これは，重大な事故が1件発生する背景には，29件の軽微な事故と300件のニアミスが存在するというものである．この数字を厳密に捉える必要はないが，この法則は鍼灸臨床における過誤防止においても役に立つ．たとえば，1回の鍼の抜き忘れによる折鍼が起こるまでには，抜き

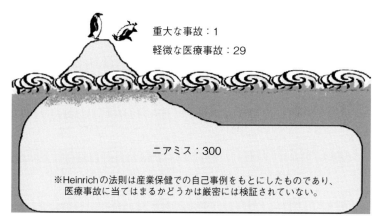

重大な事故：1
軽微な医療事故：29

ニアミス：300

※Heinrichの法則は産業保健での自己事例をもとにしたものであり，
医療事故に当てはまるかどうかは厳密には検証されていない。

図6-1　ハインリッヒの法則

忘れたが無事に抜鍼できた数多くのケースがあり，さらにその背景にはもっと多くの「あやうく抜き忘れそうになったが思い出したり患者に指摘されたりして抜鍼できた」というケースがあると思われる.

　実際に起こってしまった過誤症例を参考にして「**失敗から学ぶ**」ことは重要であるが，同様のことが学べるのであれば数少ない深刻な事故よりも数多くのニアミスから学ぶほうが情報量も多いし，実際の過誤が発生する前に「失敗から学ぶ」ことができる. ニアミスのケースを見逃さないで情報収集し，「なぜ」「どのような状況で」事故が起こりそうになったのか**根本原因分析**（root cause analysis）を行い，その分析結果を現場に**フィードバック**（feedback）させることによって事故発生のプロセスと本当の原因を理解させ，事故が起こりやすい環境や手順を改善させることによって，より安全なシステムを構築することができる[8,9]. なお，正直者が罰せられるなら誰も報告しなくなるので，インシデント報告をしたスタッフを**責めない**（blame-free）ことがこのシステムの原則である[9,10]. むしろインシデントに遭遇したのに報告しなかった者にペナルティを科すべきである.

　以下，大学附属の鍼灸施術所において**インシデント報告システム**を導入した例を紹介する[11-13]. このシステムではニアミス（**ヒヤリ・ハット**ともいう）と実際に起こった有害事象とを合わせて「**インシデント**」と呼ぶこととし，インシデントを起こしたり遭遇したりしたら必ず所定の書式（**図6-2**）に必要事項を記入して提出するよう鍼灸臨床スタッフ全員に義務付け，1日の業務終了時のミーティングで報告させた. さらに，1カ月分のインシデントをまとめて分析し，毎月のスタッフミーティングでどのようなインシデントがどの程度発生し，どのような原因や経緯でそうなったのかを説明した.

　その結果，**鍼の抜き忘れ**については37,511回の施術のうち87件のインシデントが報告された. 治療終了前に気付いて抜鍼したケースから帰宅して見つかったケースまで様々であったが，幸い折鍼や後遺症は起こらなかった. インシデント報告を集計して分析すると，頭部（毛髪で隠れる），背部（衣服で隠れる），下肢（タオルで隠れる）に抜き忘れが多く，その発生には次のような要因が関わっていることがわかった.

（1）　**集中力の低下**：学生実習期間に増加する. すなわち学生に気を取られて抜き忘れる.

鍼灸インシデントレポート

※個人情報が含まれていますので取り扱いには十分注意してください。

提出日　　　年　　　月　　　日

報告者	所属　（　　　　　　　　　　　　　）	報告者氏名 （　　　　　　　　　　　　　　　　）	
日時	発生　　年　　月　　日　曜日 （午前・午後）　　時　　分ごろ	発見　　年　　月　　日　曜日 （午前・午後）　　時　　分ごろ	
情報源	直接その場で遭遇した　・　電話で　・　その他：		
患者情報	ID番号 氏名 （男・女）	歳（年齢早見表で現在の年齢を確認） 施術対象症状・疾患	
施術担当	担当者氏名	補助者氏名	
分類	□ 鍼の抜き忘れ □ 熱傷 □ 患者の放置 □ 主訴の悪化	□ 患者所有物の破損 □ 施術者自身の損害　（鍼刺しなど） □ その他 　　具体的に	
鍼・灸・機器 および施術 内容の詳細			
事象分類	□ 実際に発生して、患者の心身に影響が及んだ □ 実際に発生したが、患者の心身に影響は及ばなかった □ 発生しそうになったが、患者の指摘やフェイルセーフシステム等で防止された □ 発生しそうになったが、自分で気付いて未然に防いだ		
発生場所 発生状況	経過を具体的に記載すること		
処置・対応	具体的な対処内容	患者の反応	
原因と 今後の 防止策	□ 知識不足　　□ うっかりミス　□ 作業のマンネリ化 □ 認識不足　　□ 記憶の抜け　　□ 疲労・体調不良 □ 経験不足　　□ 注意不足　　　□ 不安定な心理状態 □ 違反・怠慢　□ 確認不足　　　□ その他：	今後の防止策案	
後日記載	記載日 　　　年　　月　　日	完治または解決までの日数： 処置のための医療負担：　患者・当院・保険会社 　　　　　　　　　　　　その他（　　　　　　　　）	

図6-2　鍼灸インシデント報告の書式の例

(2)　**コミュニケーション不足**：刺鍼者と抜鍼者が異なる場合に発生しやすい.

(3)　**確認不十分**：刺した本数と抜いた本数を照合していない.

インシデントの内訳，発生の経緯，そしてその背景にある要因をスタッフに伝え，抜き忘れが発生する環境を改善すべきことを強調した．その結果，インシデント報告システム導入前には

表6-2　組織・システムに存在する過誤の要因（小西らの文献[14]を改変）

1. 業務体制
   人員不足，無理のある勤務体制，不明確な指示命令系統など
2. 職場の雰囲気
   思ったことを言えない雰囲気，良くない慣習の存続など
3. リーダーシップ
   リーダー不在，リーダーの力量不足など
4. 教育・訓練
   教育・訓練の体制の不備など

0.62％だった抜き忘れインシデント（ニアミス含む）は，開始1年目に0.37％，2年目に0.23％，3年目には0.11％と減少していた[11-13]．

　このように，うっかりミスや記憶の抜けによって発生する過誤については，発生した事象を伝えて「やってはいけません」と繰り返すのではなく，**なぜ起こったのか**，その仕組みを説明することによって発生頻度の減少が期待できる．しかし，同じことを繰り返しているとマンネリ化するため，分析の手法や視点，説明の方法，注意喚起のデザインなどを頻繁に更新しなければ再びインシデントは増加すると思われる．同時に，現行の組織やシステムには過誤につながるどのような不備が存在するのか，検討と改善を継続しなければならない（**表6-2**）．

　日本の職場では特に，思ったことを言えない雰囲気や目立ちたくない気持ちが，スタッフによる報告や改善の行動を妨げている．悪しき慣習を断ち切るにはトップダウンによる思い切った改革の指示が必要であろう．

4. 鍼灸，鍼灸師，鍼灸システムの安全性

　鍼灸臨床における過誤防止をさらに進めるには，①**鍼灸の安全性**（鍼灸針や艾の質など），②**鍼灸師の安全性**（個々の施術者の持つ知識・技術・倫理観，施術所の衛生管理・防災対策・バリアフリー対策など），③**鍼灸システムの安全性**（卒前・卒後教育，免許制度，業界・学会の啓発と規制など）のすべてを改革し続ける必要がある．

1）鍼灸の安全性

　今世紀になって起きた大きな変化のひとつは，**標準化**の議論と規格が進んだことである．国内では2005年に日本規格協会による「単回使用ごうしん（毫鍼）」のいわゆるJIS規格が制定され，標準的な鍼の物理的・化学的要求事項などが示されるようになった．2014年には同様の国際標準（いわゆるISO規格）が制定された．その後，鍼電極低周波治療器（いわゆるパルス治療器），灸機器などが専門家会議で議論され，標準化の規格が制定され，あるいはされようとしている．鍼灸関連医療機器に標準化の規制がされるようになってきたことは，機器の最低限の安全性を保証する意味で歓迎すべきことである．しかし，日本を含め，世界中でJISやISOの規格に沿った製品だけが流通しているわけではない．たとえば日本の鍼灸針の表面が中国製のそれと比較して格段に良質であることが電子顕微鏡写真で示されているが[15]，日本製の鍼灸針は高価であるため海外だけでなく国内でさえも質の劣る安価な製品を選択する鍼灸師が少なくない．最低でもJISおよびISO

の規格をクリアしている正規の流通品を購入すべきである．同様の懸念は艾にもあり，安価な輸入棒灸には小石や枝の破片が混入しており，それらが温灸施術の際に皮膚の上に落ちて熱傷を起こすことがある．

　鍼をプラスチック部で固定している円皮鍼については，使用期限が切れた製品でプラスチック部が破損し，シールをはがした時に鍼先だけが患者の皮膚に残っていたという事例が報告されている[16]．鍼灸針の使用期限については従来やや軽視されていたのではないだろうか．鍼灸（器具）そのものの安全性の向上はメーカーの努力に負うところが大きいが，鍼灸師が品質の選択を誤ったり使用期限を軽視したりすれば過誤は防止できない．

2）鍼灸師の安全性

　最も重要なのは教育の質向上である．さしあたって問題なのは，**鍼灸安全教育**に必要な最新情報について，教科書の更新はもとより鍼灸教員の間で十分に情報共有されているかどうか不確かなことである．卒前・卒後の鍼灸安全教育の見直しの土台となるのが鍼灸教員の安全性に関する知識更新であるが，主要な鍼灸学術雑誌を購読しない，あるいは主要な鍼灸学会に足を運ばないといった鍼灸教員も少なくない．鍼灸教員および鍼灸師には，安全性に関する最新情報を入手するために全日本鍼灸学会に毎年参加するとともに，同学会の**安全性委員会**のサイト（safety.jsam.jp）を定期的にチェックすることを強く推奨したい．

3）鍼灸システムの安全性

　まず上記の「鍼灸師の安全性」を向上するための教育システムの整備が必要である．認定システムや免許更新システムに安全性教育が組み込まれ義務化されることが望ましい．法律や行政によって資格基準や免許制度が変更されることよりも，むしろ業界や学会による自主的な**継続教育**システムの改革のほうが現実的と思われる．

　「人は誰でも間違える」ことを前提とした**フェイルセーフ**（fail-safe）システムの導入はかなり現実化している．たとえば，つないではいけないチューブ同士はコネクタの形状が異なっていてつながらないなど，間違った行為をしても完遂できない仕組みである．鍼電極低周波治療器（低周波鍼通電装置）において，出力ツマミがゼロに戻っていなければスタートボタンを押しても電気刺激が始まらないのもフェイルセーフである．このような発想は，たとえば前胸部および側胸部への刺鍼には 10 mm 鍼，上背部には 20 mm 鍼を使用するといった標準施術の変革にもつながるかもしれない．不測の事態による深刺が避けられるだけでなく，因果関係がないと思われる気胸について反証を示すことができる[17,18]．

　今後，どこまで現実的か，いつまでに現実化されるかは明言できないにしても，義務化された全国規模のインシデント報告・集約・フィードバックのシステム，ドクターレターのような鍼灸施術者への安全性に関する注意喚起システム，強制力のある卒後教育・生涯教育受講システム，鍼灸学校における安全教育に関するコアカリキュラム，患者・国民に対する安全な鍼灸と鍼灸師に関する情報発信システムなど，鍼灸過誤防止のためのシステム改革に終わりはない．

　鍼灸，鍼灸師，そして鍼灸システムの安全性をさらに向上させることは，鍼灸の有効性をアピールすること以上に業界，学会，教育界，そしてメーカーが一体となって取り組まなければならない

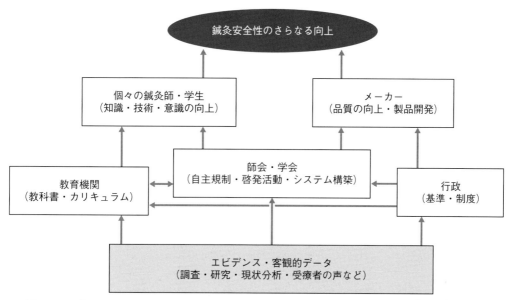

図6-3　一体となって取り組む鍼灸安全性の向上と鍼灸安全文化の醸成（文献[19]の図を改変）

最重要課題である（**図6-3**）.

参考文献

1. 井上晃孝, 岡田吉郎. 鍼師の医療過誤が疑われた1剖検例. 日本法医学雑誌. 1981；35：63-6.
2. L. コーン, J. コリガン, M. ドナルドソン編. 米国医療の質委員会／医学研究所著. 医学ジャーナリスト協会訳. 人は誰でも間違える−より安全な医療システムを目指して. 日本評論社. 2000.
3. 李啓充. アメリカ医療の光と影−医療過誤防止からマネジドケアまで. 医学書院. 2000：4-59.
4. Reason J. Understanding adverse events：human factors. *Qual Health Care*. 1995；4：80-9.
5. Ferner RE, Aronson JK. Medication errors, worse than a crime. *Lancet*. 2000；355：947-8.
6. 山下仁. ヒューマンエラー. In：尾崎昭弘, 坂本歩, 鍼灸安全性委員会編. 鍼灸医療安全対策マニュアル. 医歯薬出版. 2010：3-9
7. 山下仁. 医療事故の発生につながる要因. In：尾崎昭弘, 坂本歩, 鍼灸安全性委員会編. 鍼灸医療安全ガイドライン. 医歯薬出版. 2007：86-9.
8. 種田憲一郎. RCA（Root Cause Analysis）とは. 医療の質・安全学会誌. 2：260-5.
9. Wilson J. Incident reporting. *Br J Nurs*. 1998；7：670-1.
10. Leape LL. Why should we report adverse incidents? *J Eval Clin Pract*. 1999；5：1-4.
11. Yamashita H, Tsukayama H. Safety of acupuncture：incident reporting and feedback may reduce risks. *BMJ*. 2002；324：170-1.
12. Yamashita H, Tsukayama H. Safety of acupuncture practice in Japan：patient reactions, therapist negligence and error reduction strategies. *Evid Based Complement Alternat Med*. 2008；5：391-8.
13. 山下仁. インシデント報告システムの効果. In：全日本鍼灸学会研究部安全委員会編. 臨床で知っておきたい鍼灸安全の知識. 医道の日本社. 2009：102-5.
14. 小西唯夫, 吉村貞紀, 岡田有策, 他. 医療事故未然防止のためのインシデントデータに基づくエラー

要因の包括的分析と対策の定量評価. 医療の質・安全学会誌. 2007；2：5-17.

15. Xie YM, Xu S, Zhang CS, et al. Examination of surface conditions and other physical properties of commonly used stainless steel acupuncture needles. *Acupuct Med.* 2014；32：146-54.

16. 高田久実子，蛯子慶三，木村容子，他. 使用期限切れ円皮鍼の破損に関する注意. 日本東洋医学雑誌. 2016；67：191-4.

17. 藤原義文. 鍼灸マッサージに於ける医療過誤 現場からの報告. 山王商事. 2004：44-68.

18. 山下仁，形井秀一. 鍼治療と両側性気胸. 全日本鍼灸学会雑誌. 2004；54：142-8.

19. 山下仁，形井秀一. 鍼灸の安全性向上のための各界の役割と努力. 全日本鍼灸学会雑誌. 2006；56：57-8.

コラム 3　英語論文における鍼灸用語の誤訳

　鍼灸の有害事象の症例を報告している英語論文や英語抄録には，時に鍼灸関連の専門用語の使い方に誤りが見られる．

　埋没鍼は誤って「Okibari」と訳されている場合がある[1-3]．「置き鍼」は正しくは置鍼のことだが，有害事象報告論文の執筆者のほとんどは医師であるため，おそらく鍼灸用語の英訳に詳しくなかったのであろう．最初に間違った英訳が使われた論文が掲載されると[1]，別の日本語論文の英語抄録もそれに倣って誤用され[2]，さらにそれらはPubMed で海外の論文執筆者たちに検索され引用される[3]ことによって誤用が広がる．どこかで誤用の連鎖を断ち切らなければならないため，筆者らは有害事象に関する英語の総説論文においてその誤りを指摘してきた[4]．

　埋没鍼を「Hari」と表現している英語論文もある[5]．これについては当該論文を掲載した学術誌にコメントを投稿し，「鍼」という日本語の本当の意味を説明して誤用であることを指摘した[6]．

　また，鍼のことを「pyonex」と訳している論文もある[7]．「pyonex」のあとで腰部椎間関節の敗血症性関節炎が起こったという症例報告であったため，著者に直接メールで質問したところ，某出版社の医学英和辞典の記載にもとづいて acupuncture の同義語として用いたとの回答があり，ディスポーザブルの円皮鍼とは無関係であることが判明した[8]．出版社に連絡して，この語が一般的な鍼を意味するものではないことを指摘したところ，次の増刷時からこの語は削除された．しかし，すでに学術誌に掲載されているこの論文は，発表後 20 年近く経って英国医師鍼学会のブログで円皮鍼として引用されたため，ブログの著者にメールして事情を説明したところ，ブログに注釈を入れてくれた[9]．

　日本鍼灸の専門用語が誤って英訳されて世界中に広まってしまうと，「置鍼」や「鍼」が埋没鍼のことであるとか，円皮鍼で椎間関節の感染が起こるといった，鍼の安全性に関する誤った認識が海外に定着してしまう．面倒な作業ではあるが，モグラたたきのように見つけるたびに日本鍼灸界から発信元に対して指摘し，正しい情報に修正してもらわなければならない．

文献

1. Shiraishi S, Goto I, Kuroiwa Y, et al. Spinal cord injury as a complication of an acupuncture. *Neurology*. 1979；29：1188-90.
2. 長谷川修，渋谷克彦，鈴木ゆめ，他．鍼治療後に埋没針が中枢神経系に遊走し，次々と神経症状を呈した 1 例．臨床神経学．1990；30：1109-13.
3. Rampes H, James R. Complications of acupuncture. *Acupunct Med*. 1995；13：26-33.
4. Yamashita H, Tsukayama H, White AR, et al. Systematic review of adverse events following acupuncture：the Japanese literature. *Complement Ther Med*. 2001；9：98-104.
5. Park SM, Shim WJ. A hedgehog-like appearance resulting from Hari acupuncture. *CMAJ*. 2011；183：E1038.
6. Yamashita H. "Hari"：not embedded needles. *CMAJ*. 2011；183：1283.
7. Ishibe M, Inoue M, Saitou K. Septic arthritis of a lumbar facet joint due to pyonex. *Arch Orthop Trauma Surg*. 2001；121：90-2.
8. 山下仁，江川雅人，楳田高士，他．国内で発生した鍼灸有害事象に関する文献情報の更新（1998〜2002 年）および鍼治療における感染制御に関する議論．全日本鍼灸学会雑誌．2004；54：55-64.
9. Cummings M. Spinal epidural abscesses. The BMAS Blog. 2019；April 25. https：//bmas.blog/2019/04/25/spinal-epidural-abscesses.

7. 副作用情報を整備する

●遭遇頻度の高い鍼の全身性および局所性の副作用は，いずれも軽症で一過性である．
●暈鍼は臥位で安静により短時間で回復するが，転倒など二次的傷害に注意を要する．
●瞑眩かどうかの議論よりも，事故を避けるための情報提供と注意喚起が重要である．
●副作用はインフォームド・コンセントに最低限必要な，事前に提供されるべき情報である．

1. 鍼の副作用と発生頻度

　鍼灸の**有害事象**のうち過誤性が低く一定頻度の発生が避けられないものは，**副作用**（side effect）あるいは**有害反応**（adverse reaction）に分類できる．薬剤の副作用の定義を参考として暫定的に鍼灸の副作用を定義するならば，「鍼灸施術時にみられる治療上の目的となる主作用に対して，適正刺激にもかかわらず生じる治療上目的としていない反応」ということになる．ただしこの定義だと，腰痛を治療するために腰部に刺鍼したら便秘も改善した場合，その便秘は副作用ということになる．したがって，好ましくない反応に限定するには有害反応と呼んだほうが厳密だが，たとえば鍼灸施術後に起きる倦怠感は患者によっては「心地良い気だるさ」と捉えられる場合もある．このように，さまざまな状況を想定すると定義が難しくなるが，ここでは副作用という用語を「意図しなかった好ましくない反応」に限定して用いることとする．

　1990年代後半まで，鍼灸の安全性については過誤も副作用も混同して論じられることが多かった．しかし，過誤性の高い臓器損傷や熱傷とは異なり，一定の割合の患者において一過性の眠気や倦怠感の発生を防止することは難しい．また，鍼灸の有害事象の前向き調査を実施しても，過誤とは異なり，軽い副作用は記録されない場合が多い．日常の鍼灸臨床で患者がしばしば経験する副作用の種類や発生頻度は，鍼灸師や患者の自発的な申告に依存するだけでは知ることができないのである．

　そこで筆者らは，発生頻度の高い副作用に関する徹底的な記録を4カ月間にわたって行った[1,2]．調査に参加した鍼灸師7名は，鍼灸を受療した患者すべてに対して施術中・施術後・次回来診時に，施術部位すべての注意深い観察と詳細な質問を行い，因果関係にかかわらず認められた症状と所見をすべて記録した．患者数は391名，のべ治療回数は1,441回，のべ刺鍼数は30,338本であった．灸の治療頻度は低かったため十分なデータが得られなかった．**表7-1**に全身性の副作用，**表7-2**に局所性の副作用で比較的高い頻度で観察されたものを示す．

　施術後の疲労感・倦怠感や眠気は初診時に最も多く発現する．出血や皮下出血は鍼通電を行った場合に発生頻度が高く，刺鍼時痛は若年者あるいは女性において発生頻度が高い[3]．いずれの副作用も一過性であり，医学的処置は行われなかった．治療総数が少ないので，まれに発生する特殊な，あるいは深刻な副作用に関する情報は得られていないが，この調査によって日本式の鍼治療で

表7-1 遭遇頻度の高い鍼治療の全身性の副作用[1,2]

症状	発生患者率※ （発症患者数/鍼受療患者数）	備考
疲労感・倦怠感	8.2%　（32/391）	初回施術時に最も多い
眠気	2.8%　（11/391）	初回施術時に最も多い
主訴の悪化	2.8%　（11/391）	坐骨神経痛，頚肩痛，腰痛，耳鳴など
刺鍼部掻痒感	1.0%　（4/391）	
めまい・ふらつき	0.8%　（3/391）	
気分不良・嘔気	0.8%　（3/391）	立位または座位での刺鍼で起こりやすい
頭痛	0.5%　（2/391）	

※100人の違う患者が受療した場合に何人に起こるかの目安として

表7-2 遭遇頻度の高い鍼治療の局所性の副作用[1,2]

局所症状	発生刺鍼率※ （発症刺鍼数/総刺鍼数）	備考
微量の出血	2.6%　（781/30,338）	全出血例の86%が1滴未満，2滴以上が1%．全例が5分以内に止血
刺鍼時痛	0.7%　（219/30,338）	81%は抜鍼後すぐに消失，7%はしばらく残存
皮下出血	0.3%　（100/30,338）	68%は直径20mm未満，8%は20〜30mm
施術後の刺鍼部痛	0.1%　（38/30,338）	
皮下血腫	0.1%　（31/30,338）	74%は直径10mm未満で無痛，13%は10〜20mm，有痛は血腫全体の6%

※100回刺鍼した場合に何回起こるかの目安として

頻繁に遭遇する副作用のほとんどが軽症であることが確認された．

　なお，すでに述べてきたように有害事象には治療と症状との間の因果関係が証明されていないものが含まれているが，少なくとも医薬品の臨床試験において「副作用」と呼ぶ場合は，合理的な可能性があり因果関係を否定できない反応を指している[4]．しかし，鍼灸の臨床試験論文を概観すると，刺鍼も通電もしていない対照群でも有害事象が報告されている場合がある[5]．したがって，筆者らの調査結果で示されている鍼の全身性の副作用の頻度は，鍼が直接刺さることによる反応だけでなく，自然増悪や心身相関的な反応（緊張や不安による**ノセボ効果**）も含めたものと解釈すべきである．

2. 暈　　鍼

　資格を取得して間もない鍼灸師が最初に驚かされる副作用の代表的なものとして，刺鍼中または直後に発生する気分不良（いわゆる**暈鍼**）がある．1,000人への施術で1〜2回は暈鍼に遭遇する[6,7]．鍼治療に慣れていない患者に対して座位か立位で刺鍼している時に起こりやすく，治療直後に座位または立位に体位変換する時にも発生している[6]．暈鍼の病態は**血管迷走神経反射**による**一過性低血圧**（いわゆる**脳貧血**）であると思われる．主な症状は，気が遠くなる，顔面蒼白，異常発汗，頭痛，めまい，目の前が暗くなる等であり，ほとんどは5〜15分以内に回復するが，まれに短時間（30秒〜2分）の意識消失や嘔気・嘔吐を伴う．

　暈鍼でほぼ共通してみられるのは顔面蒼白である．ずっと喋っていた患者が急に話さなくなり，

気分が悪い，あるいはフラフラすると訴えたりする．このような場合，すぐに臥位にさせて足を高くし，血圧と脈拍数を測定すると**血圧低下**と**徐脈**を認める．手足が異常に温かい場合は冷却パックなどで冷やして末梢血管を収縮させるとよい．いずれも一過性であり，しばらく安静臥位にすると血圧と脈拍数が徐々に正常値に回復して，顔に赤みが差してくる．1時間以内に完全に回復して自力で帰宅する場合がほとんどであるが，意識が薄れた際に転倒して骨折や外傷などの二次的傷害を受ける可能性があるので注意が必要である[8]．

当然のことながら，意識が1分たっても戻らなかったり，血圧低下と徐脈が回復しなかったり，苦悶の表情が続くようなことがあれば，暈鍼とは別の病態を想定して速やかに医学的処置を受けられる手配をしなければならない．

3. 特殊な患者や条件における副作用

抗凝固薬あるいは抗血小板薬投与中の患者への鍼治療を禁忌と指導している場合があるようだが，近年の症例集積によれば，常識的な範囲内での鍼治療であれば問題ないようである．韓国の韓医学内科診療部での後ろ向きカルテ調査（計4,891回の鍼治療を受けた242人の患者）によれば，皮下出血はワルファリン投与群42人の2.0%，抗血小板薬投与群100人の1.6%，非投与群100人の1.3%で観察され（観察数÷治療回数），群間に有意差はなかったという[9]．粗暴な手技や不必要な深刺は論外であるが，韓国の鍼は一般に日本の鍼よりも太いことから，抗凝固薬・抗血小板薬投与中でも日本の鍼灸外来患者に慎重に刺鍼することは問題ないと思われる．

妊娠中の鍼治療については，システマティック・レビュー（妊婦総数1,919人，総施術数7,000人以上）によると[10]，全般的に有害事象の報告の質は低いものの，鍼治療を行った場合の有害事象の発生率（3〜17%）は鍼治療をしてない場合（4〜25%）と比較して高くはなかった．鍼治療をした場合に1件の深刻な有害事象（切迫早産で施術を中止した結果42週で無事に出産）があったが，他の深刻なものは施術と関連がなく，それ以外はすべて軽度の有害事象であった．このシステマティック・レビューの著者らは「報告の質は不十分だが，有害事象のほとんどが軽度で一過性であり，鍼以外の治療の場合と同程度のようである」と結論している．

1999年に発行されたWHOのガイドラインには，鍼治療は子宮収縮や陣痛を誘発するので妊娠中に鍼治療を行うべきではないという記載があり[11]，日本の鍼灸師養成校の教科書でもこの記載を紹介している．しかし上述したように妊婦に対する鍼治療の危険性のエビデンスは示されておらず，むしろ妊婦の骨盤痛その他に有用である可能性が示されている[12]ことを踏まえると，教科書の記載内容は見直されるべきである．

顔面の美容鍼については，内出血など軽微な問題以外は報告されていなかったが，近年，顔面部の硬化性脂肪肉芽腫症の症例が発表された[13]．まれな例ではあるが，顔面の美容鍼は国内でも人気があり施術頻度が高くなってきているため，鍼のシリコンコーティングに反応する特異体質など非常にまれなケースも含めて，美容鍼でどのような有害事象が起こり得るのか多数の施術例を対象とした安全性の調査と検証が今後必要である．なお，皮下出血などは医学的に軽微な問題とはいえ，患者の職種やタイミング（写真撮影前日など）によっては訴訟に発展することもあり得る．

4. 瞑眩の概念

　東洋医学の領域では，「瞑眩」と称する治療後の一過性の症状悪化が見られた後に病が好転することがあると昔から伝えられている．江戸時代には，瞑眩がなければ薬は効かない，病は治らないとまで断言した漢方医もいる．この考え方にもとづくならば，治療後の倦怠感や眠気などはもちろん，主訴の悪化やめまい・ふらつきでさえも，一過性ならば鍼灸が効果をあらわすために必要なプロセスであると言えなくはない．しかし，そうであれば鎮静剤や感冒薬を服用して眠くなったり集中力がなくなったりするのも結果的には安静にさせて回復につながるため，瞑眩は東洋医学的治療に限った現象ではないことになる[14]．

　副作用がその後の症状改善につながるかどうかにかかわらず，施術後に生じる眠気，倦怠感，あるいは集中力の低下は，車の運転や精密機械の操作を行う際の大きなリスクとなる[14,15]．鍼灸や漢方薬の副作用の多くを瞑眩として別扱いにしたがる臨床家もいるが，**患者安全管理**という観点からすれば副作用は副作用であり，好転反応か否かの議論よりも「このような症状が出るかもしれないが，出た時は車の運転や機械の操作には十分注意し，場合によっては控えてほしい」といった注意喚起をして事故を防止することが重要なのである．

　瞑眩かどうかにかかわらず**副作用情報**を患者に事前に伝達することには，患者安全管理に加えてもうひとつ意味がある．それは，副作用を伝えなかったことによって治療者側が責められることの回避である．患者が居眠り運転で事故を起こした場合に「施術後に眠くなるなんて聞いてなかった」，あるいは患者の顔や上背部に皮下出血が生じてしまった場合に「アザができるなんて聞いてなかった」などと訴えられる可能性はゼロではないからである．その意味では，医薬品の副作用情報と注意喚起の伝達システムは整備されている．薬局・薬店で購入する総合感冒薬であっても例外なく添付文書がパッケージ内に入っており，そこには使用上の注意として「服用後，乗り物または機械類の運転操作をしないでください（眠気があらわれることがあります）」などと明記してある．鍼灸臨床では治療施設によって大きく差があり，現時点で初診患者に副作用情報を記した文書を手渡す鍼灸院はそう多くないと思われる．

5. インフォームド・コンセントのための副作用情報

　インフォームド・コンセントについては国や時代や立場によって解釈が若干異なるので詳述しないが，その理念の中心は**意思決定**を共有することにある[16]．鍼灸臨床における施術に関する同意の取得にあたって入院患者の手術や治験の際のようなインフォームド・コンセントのレベルを求めるつもりはないが，鍼灸について何も知らない患者に対しては最低でもメリットとデメリットに関する信頼のおける情報を提供する必要がある．しかしながら，筆者らの副作用発生頻度調査[1,2]が行われるまでは副作用情報が数値で提示できなかったため，インフォームド・コンセントと呼べる手順を踏むことはできなかった．実は筆者らがこの副作用発生頻度調査を思い付いたのは，1990年代に，ある大学の倫理審査委員会に提出された鍼の臨床研究の申請書が「副作用の情報が提示されていない」という理由で承認されなかったと聞いたのがきっかけであった．

　繰り返しになるが，鍼灸臨床において現在入手できる副作用情報について事前に提示しておくこ

とは，患者安全管理だけでなく鍼灸師の自己防衛の観点からも必要と考えている．特に美容鍼灸の市場が急速に拡大した今日，過去には患者・施術者とも当然のように受け止めていた刺鍼後の皮下出血も，事前の情報提供なしに発生させてしまえば損害賠償や訴訟につながる可能性がある．患者と施術者が良好な関係を保つためにも初診時の丁寧な副作用情報の説明が行われるべきである．

　参考例として森ノ宮医療大学附属鍼灸施術所では，初診患者に対して文書と口頭により料金設定・施術内容・個人情報保護方針・副作用などについて情報伝達を行い，さらに「説明を聞いて理解したうえで鍼灸治療を希望します」というサインを頂いている（図7-1）．

料金設定
　施術料金は、1回（約40〜60分間）につき通常料金4,000円です。初診時のみ初診料1,000円が追加されます。

施術内容
　鍼灸治療内容は、施術者により若干の違いがあります。施術者はあなたに合うと思われる治療法を初回治療日に説明し、あなたの承諾を得た上で行います。疑問等がある時は、その都度ご遠慮なく質問してください。

個人情報保護
　当治療院は、個人情報保護法に従って、あなたの個人情報を厳重に保護します。個人情報の利用目的と保護方針の詳細については、院内に掲示してあります。

副作用など
　鍼灸治療が初めての方は特に、治療後に一時的に眠気や全身のだるさ、あるいは気分不良などが起こることがあります。そのような場合は、治療後の車の運転や危険な機械の操作などはなるべく避けて下さい。鍼を刺した部位に内出血が起こることがありますが、1〜2週間程で消失します。内出血が出来たら困る場合は事前に治療者にお伝えください。灸を直接すえる場合はお灸の痕に水ぶくれ（水疱）ができることがあります。その場合はつぶしたりせず清潔に保つようにして下さい。直接すえる灸は、すべての患者さんに行うわけではありません。希望しない場合はその旨を治療者にお伝え下さい。
　心臓ペースメーカー、肝炎、糖尿病などの疾患をお持ちの方は治療前に必ず施術者にお知らせ下さるようお願いします。

私は上記の内容について理解した上で、治療を受けることを希望します。

年　　　月　　　日

サイン＿＿＿＿＿＿＿＿＿＿＿＿＿＿＿＿＿＿＿

図7-1　森ノ宮医療大学附属鍼灸施術所における初診患者への情報提供と同意文書（一部省略・改変）

参考文献

1. Yamashita H, Tsukayama H, Hori N, et al. Incidence of adverse reactions associated with acupuncture. *J Altern Complement Med.* 2000 ; 6 : 345-50.
2. 山下仁, 津嘉山洋, 丹野恭夫, 他. 鍼灸の副作用. 医学のあゆみ. 2001 ; 196 : 765-7.
3. Yamashita H, Tsukayama H, Sugishita C. Local adverse reactions commonly seen in Japanese-style medical acupuncture practice. *Clin Acupunct Orient Med.* 2001 ; 2 : 132-7.
4. 医薬品の臨床試験の実施の基準（GCP）の内容（中央薬事審議会答申）［答申 GCP］. 平成 9 年（1997 年）3 月 13 日.
5. Yamashita H, Masuyama S, Otsuki K, et al. Safety of acupuncture for osteoarthritis of the knee-a review of randomized controlled trials, focusing on specific reactions to acupuncture. *Acupunct Med.* 2006 ; 24（Suppl）: S49-52.
6. Yamashita H, Tsukayama H. Safety of acupuncture practice in Japan : patient reactions, therapist negligence and error reduction strategies. *Evid Based Complement Alternat Med.* 2008 ; 5 : 391-8.
7. Chen FP, Hwang SJ, Lee HP, et al. Clinical study of syncope during acupuncture treatment. *Acupunct Electrother Res.* 1990 ; 15 : 107-19.
8. 山下仁（監修・解説）, 犬養ヒロ（画）. マンガ鍼灸臨床インシデント. 増補改訂版. 医道の日本社. 2017 : 24-7.
9. Kim YJ, Kim SK, Cho SY, et al. Safety of acupuncture treatments for patients taking warfarin or antiplatelet medications : retrospective chart review study. *Eur J Integr Med.* 2014 ; 6 : 492-6.
10. Clarkson CE, O'mahony D, Jones DE. Adverse event reporting in studies of penetrating acupuncture during pregnancy : a systematic review. *Acta Obstet Gynecol Scand.* 2015 ; 94 : 453-64.
11. World Health Organization. Guidelines on basic training and safety in acupuncture. 1999 ; WHO/EDM/TRM/99.1 : 19-20.
12. Bergamo TR, Latorraca COC, Pachito DV, et al. Findings and methodological quality of systematic reviews focusing on acupuncture for pregnancy-related acute conditions. *Acupunct Med.* 2018 ; 36 : 146-52.
13. Bashey S, Lee DS, Kim G. Extensive facial sclerosing lipogranulomatosis as a complication of cosmetic acupuncture. *Dermatol Surg.* 2015 ; 41 : 513-6.
14. Yamashita H, Tsukayama H. Response to Drs. White and Ernst. *J Altern Complement Med.* 1999 ; 5 : 396.
15. Brattberg G. Acupuncture treatment : a traffic hazard? *Am J Acupunct.* 1986 ; 14 : 265-7.
16. 佐藤恵子. 似て非なる「日本式インフォームド・コンセント」を超えるために. In : 岩田太編著. 患者の権利と医療の安全－医療と法のあり方を問い直す－. 初版. ミネルヴァ書房. 2011 : 70-97.

8. 感染制御の認識を改める

ポイント ●エイズの出現と標準予防策の普及は，鍼灸師の感染制御に対する意識を変えた．
●鍼灸臨床における感染制御の認識と手法は病院医療よりも遅れて発展・普及してきた．
●鍼灸の感染制御は鍼灸特有の状況でのエビデンスにもとづいて策定されるべきである．
●卒前教育だけでなく，義務化した卒後教育・生涯教育のシステムを構築する必要がある．

1. 鍼灸界における感染制御の認識の転換

　1980年代，エイズに関する情報や不安が広まるとともに，感染症の専門家でなくとも「世の中には未知の病原体が存在する」という認識を強く持つようになった．エイズの出現を機に「すべての血液や体液が何らかの感染をもたらす可能性がある」というユニバーサル・プリコーションの概念が広まり，それが1996年に**標準予防策**（スタンダード・プリコーション）として確立されてからは，すべての湿性生体物質（唾液，汗を除く）は何らかの病原体を持っている可能性があるので

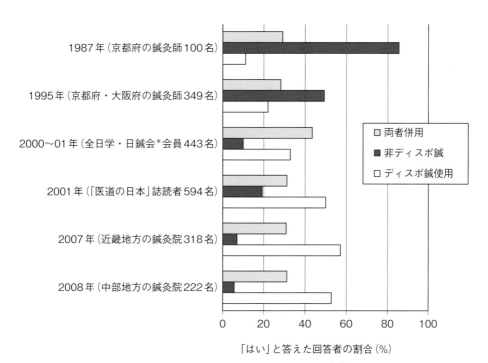

図8-1　ディスポ鍼を主に使用する鍼灸師の割合の推移[2-7]
　　　　＊全日学＝全日本鍼灸学会，日鍼会＝日本鍼灸師会
　　　　比較可能にするため，一部再集計および文脈から推測した分類をしている

感染性があるものとして取り扱うという考え方が一般的になった[1].（湿性生体物質＝血液，精液，膣分泌物，羊水，脳脊髄液，心嚢液，腹水，胸水，唾液，消化液，痰，鼻汁，涙，便など）

　鍼灸界においては 1990 年前後まで，たとえば「梅毒と B 型肝炎の患者に使用した鍼だけは別扱いで処理する」というように特定の患者に限定して厳格な感染防止対策を取ることはあった．しかし上述のような標準予防策の考え方が普及するのに伴い，「どのような患者でも未知の病原体を持っている可能性がある」ということは鍼灸師の間でも意識されるようになった．鍼灸師を対象とした質問調査結果からは，非ディスポーザブル鍼（オートクレーブで滅菌して再使用する鍼）を主として使用する鍼灸師が 1990 年代を境に減少していることがわかる（**図 8-1**)[2-7]．この動きは，使い捨ての鍼の使用を患者側が求めるようになったり，鍼メーカーが安価で良質な**ディスポーザブル鍼**を供給できるようになったりしたことが直接の要因かもしれないが，少なくとも間接的に，あるいは結果的に鍼灸師が**感染制御**の重要性を強く意識するようになったことを反映しているデータであると解釈できよう．もちろん再使用鍼についても滅菌が正しく行われれば感染の危険性はないが，受療患者に対してはディスポーザブル鍼のほうが「鍼は清潔で安全」というイメージが伝わりやすいと思われる．

2. 感染症の症例報告と「ぬれぎぬ」

　国内で鍼治療後に発症したとされる感染症の症例報告は，医学学術雑誌に毎年 1〜2 件のペースで掲載されている（**表 8-1**)[8-12]．

　感染症の症例は糖尿病患者が多い．刺鍼部位と一致して皮膚感染症が生じているような海外の症例はあるが，国内のほとんどの症例は時間的に感染症発症の前に鍼治療を受けたというものであり，因果関係は証明できない．そのため，因果関係（鍼治療による感染）を示唆しながらも明言を避け，「鍼治療後に発症した」といったタイトルや文章表現になっている症例報告論文が多い．真実は不明であるものの，医療界の少なくとも一部において「鍼治療で感染症が起こるのではないか」と疑われていることは間違いない．

　症例報告の中には，司法解剖まで至った末に鍼治療が「ぬれぎぬ」だったことが証明された事例もある[13]．中学時代から慢性の難治性中耳炎だった 28 歳の男性が，軽い頭痛と肩こりを訴えて近所の鍼師に左耳後部から左側頸部上部に刺鍼してもらったところ，施術日の晩から頭痛・発熱・脳症状が出現して数日後死亡し，原因として鍼治療が疑われた．この事例については解剖および諸検査が行われた結果，慢性中耳炎に罹患していた患者の内耳に 2 種類の細菌が混合感染し，慢性の経過を辿って錐体部さらに小脳に波及して膿瘍を形成し，化膿性髄膜炎，菌血症を来たして死亡したものと推定され，末期に近くなって頭痛・肩こり等の症状が顕在化した時期にたまたま鍼治療が行われて因果関係を疑われたものと結論された．常在菌による**日和見感染**であったというのである．

　このような「ぬれぎぬ」の背景には，鍼灸院で感染症が起こるかもしれないという先入観があったと思われる．上述の症例[13]は 1970 年代後半に起こったことであり，医師や患者の認識は今日と異なるかもしれない．しかし，この症例とは別に 1990 年代に鍼治療後に生じた重篤な感染症の症例報告を発表した医師の話によると，調査のために鍼灸院を訪れたところ劣悪な衛生環境であったため，鍼灸界への戒めを込めて投稿することを決意したとのことであった．また，筆者らが 2005 年に実施した鍼灸受療に関する全国規模電話調査においても，鍼灸受療をしない理由として 12%

表 8-1　医学文献データベースで検索できる国内で鍼治療後に発生したとされる感染症の症例

	1998〜2002 年 [8,9)]	2003〜2006 年 [10)]	2007〜2011 年 [11)]	2012〜2015 年 [12)]
細菌感染	劇症型 A 群レンサ球菌感染症（死亡） 硬膜外膿瘍 腸腰筋膿瘍 傍脊柱筋内膿瘍・敗血症（B 群溶連菌） 顎関節周囲膿瘍 後腹膜（腸腰筋）膿瘍 肩甲骨周囲膿瘍 旁咽頭間隙（顔面深部）膿瘍 腰部椎間関節の敗血症性関節炎 脊髄硬膜外・傍脊柱筋・腸腰筋膿瘍 感染左房粘液腫 鎖骨部皮下膿瘍・骨髄・縦隔炎進行	刺鍼部の化膿 脊髄硬膜外膿瘍・敗血症 化膿性肩関節炎 腰椎化膿性椎間関節炎 髄膜炎 腸腰筋および腎周囲の膿瘍 多発性膿瘍（脊髄硬膜外，腸腰筋，腎）	胸椎硬膜外膿瘍 脊髄硬膜外膿瘍 腸腰筋膿瘍・硬膜外膿瘍・脳髄膜炎 両側腰筋膿瘍 頚部脊髄硬膜外膿瘍 腸球菌感染による大腿骨・脛骨コンポーネント骨溶解	頚部化膿性椎体炎・頚部硬膜外膿瘍 腰部化膿性脊椎炎・硬膜外膿瘍 人工膝関節インプラント感染 膿胸・肺炎・硬膜外膿瘍・脊椎炎 菌血症
ウイルス感染	B 型肝炎		B 型肝炎	

注）「鍼治療後に発症した」という症例であり，ほとんどの例で因果関係は不明

の人が「肝炎などがうつるのが心配だから」と答えていた[14)]．衛生的とは思えない環境で施術を行う鍼灸院が少なくとも近年まで存在したこと，そして国民の 1 割は鍼灸師のウイルス性肝炎対策を疑っていることが示唆される．医師や患者が鍼灸施術の現場を見たときに「これならば安全だ」と納得するような衛生環境と施術手順が普及していなければ，今後も「ぬれぎぬ」かもしれない感染症例報告は発表され続けるだろう．

3. エビデンスにもとづく感染制御

　近年の感染対策の多くは，**米国疾病管理センター（CDC）**のガイドラインに準拠している．その理由は，CDC のガイドラインが慣例あるいは因習のようなものではなく，多くの研究から得られたエビデンスにもとづいており，さらに簡便性や効率も重視しているからである．鍼灸臨床における感染制御についても，「むかし学校で習ったとおりにやってきた」とか，「みんながやっているから少なくとも平均レベルだ」とか，「師事していた師匠や医師がこれでやっていた」といった理由で旧態依然とした衛生管理を漫然と継続することは許されない．感染制御に関する鍼灸の教科書や授業内容は，**CDC ガイドライン**に準拠するとともに，鍼灸施術特有の事情を踏まえた研究のうち質の高いものから得られたエビデンスにもとづいて改訂され続けるべきである．

「鍼灸施術特有の事情」については，たとえば次のような例がある．日本の鍼灸の教科書には，酒精綿で施術部位の皮膚消毒をする場合，刺鍼点を中心に外周へと渦巻状に皮膚の毛流に逆らうように拭う，あるいは体毛に逆らって清拭した後に体毛に沿って1回拭う，といった記載が見られる．確かに医療機関における注射などの処置の場合には，汚染された部位に触れた綿花を消毒した部位に再び接触させないために，渦巻状に外周へ向かって清拭するよう勧めている[15]．しかし，鍼灸臨床においては複数の部位に刺鍼するため広い範囲の皮膚消毒が必要である．したがって渦巻状や毛流を踏まえたような清拭は現実の鍼灸臨床では困難である．筆者らは，被験者の下腿外側面に対して酒精綿を用いた様々な清拭法を実施し，フードスタンプ培地によって皮膚面に存在する細菌のコロニー数を算定した．その結果，体毛に沿っても逆らっても，あるいは外周へ渦巻状に清拭しても，コロニー数に有意差はみられなかった[16]．注射する部位や創傷部位の消毒と刺鍼部位の皮膚消毒は条件が異なるため，鍼灸臨床の特性を踏まえた独自のエビデンスを今後も蓄積してそれにもとづくとともに，CDCガイドラインを参考にしながら鍼灸臨床の感染制御のスタンダードを策定していく必要がある．

4.　感染制御の基本としての手洗い

感染制御の基本は手洗いであり，**日常的手洗い**，**衛生的手洗い**，**手術時手洗い**の3つに分類されている．鍼灸施術を行う際は，衛生的手洗いを**スクラブ法**または**ラビング法**で行うべきである．手洗いの方法は2002年に改訂されたCDCの「医療現場における手指衛生のためのガイドライン」から大きく方針が変更された．すなわち，手が肉眼的に汚れているか血液や体液などの蛋白性物質が付着しているならば石鹸と流水によるスクラブ法を行うべきであり，手が肉眼的に汚れていなければアルコールベースの消毒薬でラビング法を行うべきであることが勧告されている[17-19]．このことを踏まえると，鍼灸臨床における施術直前の衛生的手洗いは，速乾性擦式手指消毒剤を用いたラビング法を基本とすべきであり，患者の身体や刺鍼した鍼に触れた（かもしれない）施術後に石鹸や手指用殺菌消毒剤と流水によるスクラブ法を行うべきである．

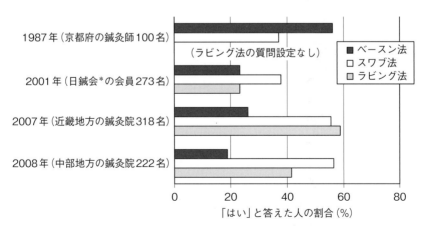

図8-2　鍼灸師が普段行っている手指の消毒方法[2,4,6,7]
*日鍼会=日本鍼灸師会
比較可能にするため，一部再集計および文脈から推測した分類をしている

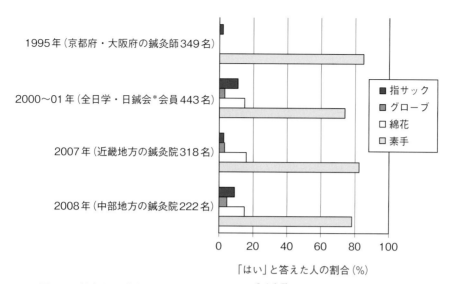

図8-3　鍼灸師が普段行っている押手の方法[3,4,6,7]
＊全日学＝全日本鍼灸学会，日鍼会＝日本鍼灸師会
比較可能にするため，一部再集計および文脈から推測した分類をしている

　それでは鍼灸臨床ではどれくらいラビング法が普及しているのだろうか．ラビング法を行う鍼灸師は近年増えているようにも見えるが，十分普及しているとは言えない（図8-2）．それよりも残念なことは，2000年代になってもベースン法を続けている鍼灸師が2割前後いたことである．ベースン法は交差感染の原因となることからまったく推奨できない．さすがに2020年代の今日そのような鍼灸師はいないであろうが，鍼灸臨床における感染制御は病院医療のそれよりも遅れながら発展・普及してきたことを示唆するデータである．感染制御に関して他の保健医療領域に遅れをとらない教育（卒前，卒後ともに）の徹底が望まれる．

　筆者が施術前よりもむしろ施術後にスクラブ法による手洗いを行うべきと考えるのは，抜鍼により血液や体液が少量ながらも手指に付着している可能性が高いからである．鍼灸師が普段行っている押手は素手である場合が多い（図8-3）[3,4,6,7]．抜鍼の際に鍼体を素手で保持しているとしたら，体内に刺入された鍼に付着した血液や体液を母指と示指の指腹でしごいていることになる．たとえばB型肝炎はごくわずかな血液量でも感染力が保たれるため，感染リスクはゼロではない．もちろん押手を素手で行うことに関する議論も同時に進めなければならないが，さしあたって抜鍼後の手指には血液や体液などの蛋白性物質が付着していると想定し，石鹸と流水によるスクラブ法を行うほうが理にかなっている．

5.　鍼灸器具の滅菌と消毒

　鍼灸施術に用いる器具についても，CDCの「医療施設における消毒と滅菌のためのガイドライン」[20,21]にしたがうのが適切と考えられる．このCDCガイドラインでは，まず処理方法を選ぶためにスポルディングの分類にもとづき器具を以下の3種類に分けて考えるべきであるとしている．

（1）　クリティカル器具：無菌組織や血管系に挿入する器具であり，微生物で汚染された場合は

高い感染リスクを有するもの．鍼灸関連器具でいえば，毫鍼，円皮鍼・皮内鍼，三稜鍼，梅花鍼などであり[22]，**滅菌**処理が必要である．

（2）**セミクリティカル器具**：粘膜や傷のある皮膚に接触する器具であり，完全に無菌であるべきだが少数の細菌の芽胞であれば許容できる．鍼灸関連器具でいえば，鍼管，ピンセット，舌圧子，体温計などであり[22]，**高水準消毒**が必要である．

（3）**ノンクリティカル器具**：無傷の皮膚と接触するが粘膜とは接触しない器具である．鍼灸関連器具でいえば，血圧計マンシェット，聴診器，治療台，胸枕などであり[22]，**低水準消毒**でよい．

滅菌，高水準消毒，低水準消毒の具体的方法については成書を参考にしていただきたいが，ここで強調しておきたいのは，皮膚消毒，手洗い，器具の滅菌・消毒のいずれにしても，鍼灸臨床独特の器具や環境があるため既存の院内感染防止の知識は必ずしもそのまま使えないということである．もう昔の話ではあるが，グルタラール（グルタルアルデヒド）は加熱処理のできない器具のための高水準消毒剤として用いられ，B型肝炎ウイルスにも有効とされるため，鍼灸臨床における感染防止マニュアルで推奨された時期があった．しかし，目，呼吸器，皮膚などに強い刺激性があるためマスク，ゴーグル，防水エプロン，ゴム手袋の着用が必要であり，鍼灸臨床で用いるのは安全性と効率の面から現実的ではなかった．繰り返しになるが，鍼灸臨床における感染制御は，医療のスタンダードを踏まえながらも鍼灸特有の状況設定を考慮して策定されるべきである．

6. エビデンスにもとづく議論の必要性

2012年，アメリカ医師鍼学会（AAMA）は鍼灸施術における皮膚消毒に関する勧告を発表した[23]．それによると，通常の免疫能を有する患者に対しては消毒薬による鍼施術前の皮膚消毒は必要ないとしている．その理由は，むしろ病原菌の感染から皮膚を守っている常在菌の細菌叢を破壊してしまう恐れがあることと，通常免疫能を有する患者において皮膚消毒をしない場合とした場合の刺針後（注射の可能性あり）の感染率は変わらないというデータにもとづくものである[24]．実はイギリス医師鍼学会（BMAS）でも以前から皮膚消毒はしない傾向があった[25]．

このことは日本の鍼灸師にとっては驚きかもしれない．もちろん免疫低下の患者に対しては皮膚消毒が必要であることをAAMAの勧告[23]でも明記しているので，糖尿病，手術後，ステロイド大量服用中その他の易感染性の患者に対して適正な皮膚消毒を行うべきであることに変わりはない．この勧告は，手洗いと標準予防策の重要性についても明記している．日本では，刺鍼前に皮膚消毒することが法律で定められているため[26]，この行為をしなければ現状では法律違反となる．刺鍼前の皮膚消毒の要・不要について疫学的調査を実施するのは難しいと思われるが，とにかく慣習や思い込みに囚われないでエビデンスにもとづいた議論が今後も必要である．

7. もっと安全性に関する鍼灸師教育の機会を

今日，医療従事者が針刺し事故などから身を守るために**B型肝炎ワクチン**を接種することは常識である．しかし近年の調査結果によれば日本の鍼灸師のB型肝炎ワクチン接種率は高くなさそうである[27,28]．また，2016年の時点で学生にB型肝炎ワクチン接種を義務付けもしくは推奨している鍼灸師養成学校は58%であり，学生にB型肝炎ワクチン接種の必要性の説明を複数の科目で

十分に説明している学校は 33％であったという調査結果が報告されている[29]．

　すでに第6章でも強調したが，鍼灸界全体が鍼灸安全性を向上させてさらに強い信頼を獲得するには，鍼灸師に対してより多くの安全性教育の機会を設ける必要がある．そこでは患者安全管理だけでなく，B型肝炎ワクチン接種のように鍼灸師自身を守る知識も十分に伝達されなければならない．たとえ学校で良い教育を行ったとしても，情報は古くなるため定期的に更新された情報をすべての鍼灸師に伝えなければならない．このことから，卒前教育の質の向上に加えて，義務化した卒後教育・生涯教育のシステムを構築する必要があると思われる．また，それらの教育が一定の水準で行われることを保証するためには，安全な鍼灸施術のガイドラインに沿わせる必要がある．

　本書は概論なので詳述しないが，具体的な方法については「鍼灸医療安全ガイドライン」（医歯薬出版，2007）や全日本鍼灸学会安全性委員会のサイト（safety.jsam.jp）を参考にするとよい．そしてこれらのガイドラインもまた，医療界の新しい常識を踏まえて更新されなければならない．

　医療系臨床実習の損害賠償保険は実習生の感染事故も補償対象としている．しかし，ある年度のパンフレットをよく読むと，標準予防策にもとづいた予防法（手洗いの励行，ティスポーザブル器具・グローブ・マスクの使用など）から大きく外れた状況で起こった医療事故については補償対象外とすることが明記されていた．鍼灸学科学生も加入できる保険であるが，はたして鍼灸師養成学校の臨床実習はどれくらい標準予防策にもとづいた指導がなされているだろうか．

参考文献

1. 向野賢治．標準予防策（Standard precautions）について．In：日本環境感染学会監修．病院感染防止マニュアル．初版．オフィス エム・アイ・ティ．2001：5-8.
2. 井上豊彦，川井正久，篠原昭二，他．鍼臨床における感染予防の実態および意識調査（1）．医道の日本．1987；520：15-21.
3. 芳野温，尾崎昭弘，竹田英子，他．鍼灸院の環境衛生に関する意識調査．全日本鍼灸学会雑誌．1996；46：345-53.
4. 新原寿志，村上高康，池宮秀直，他．鍼灸における感染防止対策の現状—主に開業鍼灸師を対象としたアンケート調査—．全日本鍼灸学会雑誌．2003；53：646-57.
5. 小川卓良．「第4回現代鍼灸業態アンケート」集計結果．医道の日本．2002；臨時増刊8：38-67.
6. 新原寿志，角谷英治，谷口博志，他．鍼灸臨床における感染防止対策の現状—近畿地方の開業鍼灸師を対象としたアンケート調査—．全日本鍼灸学会雑誌．2009；59：464-76.
7. 新原寿志，角谷英治，谷口博志，他．鍼灸臨床における感染防止対策の現状 第2報—中部地方の開業鍼灸師を対象としたアンケート調査—．全日本鍼灸学会雑誌．2010；60：716-27.
8. Yamashita H, Tsukayama H, White AR, et al. Systematic review of adverse events following acupuncture：the Japanese literature. *Complement Ther Med.* 2001；9：98-104.
9. 山下仁，江川雅人，楳田高士，他．国内で発生した鍼灸有害事象に関する文献情報の更新（1998〜2002年）および鍼治療における感染制御に関する議論．全日本鍼灸学会雑誌．2004；54：55-64.
10. 石崎直人，江川雅人．国内で発生した鍼灸有害事象報告論文に関する文献（2003〜2006年）．全日本鍼灸学会雑誌．2008；58：180-2.
11. 古瀬暢達，山下仁，増山祥子，他．鍼灸安全性関連文献レビュー2007〜2011年．全日本鍼灸学会雑誌．2013；63：100-14.
12. 古瀬暢達，上原明仁，菅原正秋，他．鍼灸安全性関連文献レビュー2012〜2015年．2017；67：29-47.

13. 井上晃孝，岡田吉郎．鍼師の医療過誤が疑われた 1 剖検例．日本法医学雑誌．1981；35：63-6.

14. 山下仁，津嘉山洋．日本の成人鍼灸受療者に関する全国規模電話調査 2005．全日本鍼灸学会雑誌．2006；56：503.

15. 高橋聡，塚本泰司．皮膚消毒（注射・採血部位，創傷部位ほか）．In：日本環境感染学会監修．病院感染防止マニュアル 第 1 版．オフィス エム・アイ・ティ．2001：25-8.

16. 山下仁，渡辺海作，堀紀子，他．消毒用エタノール綿花を用いた皮膚消毒の効果．理療の科学．1998；21：15-24.

17. 満田年宏．ナースのための院内感染対策 CDC ガイドラインを中心に考える基本と実践．照林社．2003：41-8.

18. 矢野邦夫．CDC ガイドラインに学ぶ感染対策．南江堂．2011：2-3.

19. Centers for Disease Control and Prevention. Guideline for hand hygiene in health-care settings：recommendations of the Healthcare Infection Control Practices Advisory Committee and the HICPAC/SHEA/APIC/IDSA Hand Hygiene Task Force. *MMWR* 51. 2002.

20. Rutala WA, Weber DJ, Healthcare Infection Control Practices Advisory Committee：Guideline for disinfection and sterilization in healthcare facilities, 2008（Update：May 2019）.（www.cdc.gov/infectioncontrol/pdf/guidelines/disinfection-guidelines-H.pdf）

21. 満田年宏訳・著．医療施設における消毒と滅菌のための CDC ガイドライン 2008．ヴァンメディカル．2009.

22. 楳田高士，奥田学．鍼や器具の洗浄，滅菌と保管．In：尾崎昭弘，坂本歩，鍼灸安全性委員会編．鍼灸医療安全ガイドライン．医歯薬出版．2007：47-58.

23. AAMA Best Practices Committee（McDaniels A, Pittman D, Cotter A）. Recommendations for best needling practices with respect to skin preparation. *Med Acupunct.* 2012；24：1.

24. McDaniels A, Pittman D. Is skin preparation necessary before needling？：a review. *Med Acupunct.* 2011；23：7-11.

25. British Medical Acupuncture Society. Code of Practice & Complaints Procedure. Version 10, August 2018.

26. あん摩マッサージ指圧師，はり師，きゅう師等に関する法律（昭和 23 年施行）第 6 条.

27. 高田外司，中田和宏，新保均，他．金沢市における鍼灸師の B 型および C 型肝炎ウイルス感染実態調査．全日本鍼灸学会雑誌．2010；60：483.

28. 松木宣嘉．はり師の B 型肝炎ワクチン接種状況に関する四国 4 県での実態調査．鍼灸 OSAKA．2019；35：115-7.

29. 恒松美香子，新原寿志，菅原正秋，他．鍼灸師養成学校における B 型肝炎対策に関する調査．全日本鍼灸学会雑誌．2018；68：181-91.

9. プラセボ効果を倫理的に活用する

ポイント ●偽薬（placebo）と偽鍼（sham needling）は侵襲性や用法において同等ではない.
●鍼と薬の特異的効果が同じ場合，鍼のほうが臨床試験では効果量は小さく，総合的臨床効果では大きくなる.
●期待，信頼，患者-治療者関係など，さまざまな要素がプラセボ効果を増大させる.
●プラセボ効果込みの臨床的有用性は重要だが，プラセボ効果の扱いについては鍼灸師の倫理観やバランス感覚が問われる.

1. プラセボ効果とノセボ効果の特徴

「あなたのような病気によく効く薬だから」と言って，患者に何の効き目もない砂糖やコーンスターチなどの**偽薬**（すなわち**プラセボ**）を処方すると，患者の症状が改善することがしばしばある．このような現象は**プラセボ効果**（placebo effect）によるものであり，プラセボによって生じる非特異的・心理的・精神生理学的治療効果である[1]．昔はしばしば診療の現場で実際にプラセボが処方されたようであるが，近年は倫理的な観点から露骨に実践しにくい状況にある．しかし，プラセボ効果は効き目のないプラセボが処方された時だけでなく，本物の治療が行われた際にも発生しているはずであり，その大きさは心理的なインパクトや環境によって大きくも小さくもなり得る．

痛み，不安，疲労，不眠，パーキンソン病，うつ等はプラセボ効果が顕著に現れやすい[2,3]．安価な治療のプラセボ効果は小さく，高価な治療のプラセボ効果は大きくなる傾向がある[4,5]．また，自分が受ける処置がプラセボであることを知っていてもプラセボ効果が発揮される場合がある[6]．性格については，楽観性，被暗示性，従順性，共感性，神経症傾向，利他主義，素直さ，外向性，寛容性，不安が小さい，痛みへの恐怖が少ない等の心理学的要因が関連するとされているものの[7-10]，矛盾する研究結果も多いため臨床的にプラセボ効果が生じやすい患者を予測することは難しい．また，プラセボ効果で自覚症状が軽減しても検査値や病態は不変の場合が多いので注意が必要である[11]．

プラセボ効果とは反対の作用，すなわちネガティブな予測によって薬理学的・生理学的に不活性な物質や処置でも体調が悪くなるのが**ノセボ効果**（nocebo effect）である．ノセボ効果は，たとえばインフォームド・コンセントの際に丁寧に説明した副作用情報の影響を受けたりするので，正しく伝えたい思いと伝えることによって副作用が強くなる可能性との間でジレンマを生じることになる．ノセボ効果は，不安傾向が強い，暗示にかかりやすい，うつ症状がある，強い心理的苦痛を抱えている，といった人に生じやすいとされている[12,13]．

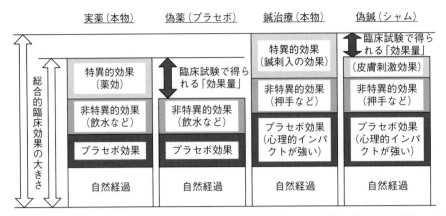

図 9-1　薬と鍼のプラセボ効果，臨床試験で示される効果量，および総合的な臨床効果の大きさ
（実際にはホーソン効果や平均回帰なども影響するが，ここでは省略し単純化して示している）

2.　臨床試験とプラセボ効果

　今日プラセボという言葉は，治療の際に慰安的に処方される偽薬というよりも薬剤の効果を検証する**臨床試験**，特にランダム化比較試験（RCT）の対照群として用いられる薬理的に不活性（inert）な物質としての印象が強いかもしれない．**実薬**（本物の薬）群とプラセボ群を比較して統計的有意差があれば，その差がプラセボ効果ではない薬効すなわち**特異的効果**（specific effect）と認められる．

　プラセボ群と比較することによって内服薬の効果検証をすることは研究方法論的に問題ないかもしれないが，手術や物理療法を含めて効果の大きさを比較する場合は解釈に注意を要する．なぜなら，単に錠剤やカプセルを服用するだけの非侵襲的な偽治療（placebo）と異なり，手術や鍼治療のように組織の損傷を伴う侵襲的処置の偽治療（sham treatment）には臨床効果が存在するからである[14-16]（すべての場合にそうであるとは言い切れない[17]）．その理由は，①侵襲的な偽治療は視覚的および心理的に強いインパクトを与える，②侵襲的な偽治療は何らかの施術を伴うため対話や交流により患者の満足感が高まる，③侵襲的な偽治療は実際に皮膚を切開したり突き刺したりすることにより生体反応を惹起して治癒促進や痛みの感受性低下に影響を与える，などである[16]．

　このことは，第3章で述べた**偽鍼**の問題と併せて議論しなければならない．すなわち，もし鍼と薬の特異的効果が同じであれば，偽鍼のほうが偽薬よりも効くため，臨床試験で得られる効果量は鍼治療のほうが小さくなる．一方，プラセボ効果やそれ以外の非特異的効果も含めた総合的な臨床効果は，鍼治療のほうが大きくなる．（図 9-1）．

3.　期待と患者−治療者関係による臨床効果の増大

　ドイツでは2000年代に10件を超える大規模な鍼のRCTが実施された．Lindeらは，自分たちのチームが実施した片頭痛[18]，緊張型頭痛[19]，慢性腰痛[20]，および変形性膝関節症[21]に対する鍼治療の有効性に関するRCTの患者データを総合し，計864人分の二次解析を行った[22]．その結

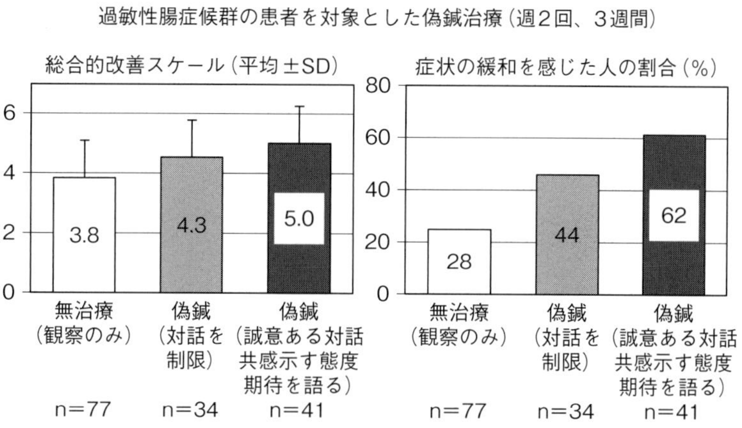

過敏性腸症候群の患者を対象とした偽鍼治療（週2回、3週間）

図 9-2　患者-治療者の良好な交流による臨床効果の増大（Kaptchuk ら[23]）

果，主要評価項目のスコアが50％以上改善した患者の割合は，①鍼が一般的に「とても効く」あるいは「効く」と思っていた患者とそうでない患者のオッズ比1.67，②自分がこれから受ける鍼によって「治る」あるいは「かなり改善する」と思っていた患者とそうでない患者ではオッズ比2.03であり，それぞれ統計学的有意差があった．また，このような傾向は偽鍼群のほうがやや小さいものの，本物の鍼の群と偽鍼群の両方に認められた．期待はプラセボ効果を惹き起こす中心的な役割を担っているため[7,13]，このRCT二次解析の結果は，少なくとも痛みに関して，鍼に対する**期待**がプラセボ効果を増大させた可能性を示唆している．

　Kaptchuk ら[23]は，過敏性腸症候群（IBS）に対して偽鍼を行うRCTを実施した．262名のIBS患者が3群にランダム割り付けされた：順番待ちリスト群（以下，無治療群），患者との接触を最小限にした偽鍼群（以下，交流制限群），患者への誠意・傾聴・自信に満ちた対話を許可した偽鍼群（以下，交流促進群）．交流制限群では，治療者が患者に「これは科学的な研究であり，患者さんとは会話しないように指示されています」と言って，偽鍼を20分間置鍼するふりをしたのち抜鍼するふりをした．

　一方，交流促進群では，治療者が患者に偽鍼の置鍼と抜鍼のふりをする点では同じだが，患者に対して症状，生活スタイル，患者が原因をどうとらえているかなどについて尋ね，誠意と親しみのある態度で積極的に傾聴し，さらに共感を示す態度で「あなたにとってIBSがどんなにつらいか，よくわかります」などと話し，自信と期待をもって「今までにも良好な治療成績が得られていますから，この試験でも鍼が良い結果を示すことと思います」と語った．その結果，3週後の総合的改善スケールおよび症状改善を認めた人の割合は，3群間で有意差が認められた（図 9-2）．

　すなわち，2つの偽鍼を行った群（交流制限群と交流促進群）は無治療群よりも効果があり，さらに，同じ偽鍼でも誠意・傾聴・共感を示しながら治療することによって臨床効果が増大したのである．このように，期待および**患者-治療者関係**が臨床的なアウトカムに多大な影響を与えるというエビデンスが示されている．

4. 儀式とプラセボ効果

　鍼灸治療における脈診，舌診，腹診，鍼と鍼管を扱う華麗な手さばき，さらには鍼灸院独特の経穴の掛け軸や治療室内に漂う艾の香り等は，いわゆる癒しの「**儀式**」（ritual）[24]であるという見方ができる．鍼灸治療が単なる儀式だと言っているのではない．医療における一連の行為や特殊な環境は一種の物語と美学を伴う儀式と見なすことができ，東洋医学の世界に限らず現代西洋医学においても問診，検査，治療に至る一連のプロセスや，白衣を着て首に聴診器をかけた医師との面会，最新医療機器の備わった病院の雰囲気等は癒しの儀式であり，ここに患者と治療者が参加していると捉えるのである[24]．儀式に参加して互いに患者と治療者を演じること自体が問題解決への道を歩んでいることを象徴しており，それは現代医学で言うプラセボ効果の増大プロセスということになる．

　要素還元主義と**心身二元論**で育った現代の医療者には理解しにくいかもしれないが，東洋医学の陰陽や気の理論を学んだ者には納得できるところがある．プラセボ効果は，医科学においては特異的効果と区別すべき非特異的効果であると認識されるが，儀式という見方からすれば「**癒しの儀式**」（healing ritual）という特異的効果であると Kaptchuk は試論で述べている[24]．筆者なりに解釈するならば，癒しの儀式において生じる「症状改善に向かわせる効果」が，儀式を形成するどの道具，どの行為，どの環境要因によるものなのかを分類・分析することは，癒しという観点からは意味をなさないということなのだろう．儀式においてはそこにあるすべてが特異的効果であり，それは東洋医学においてすべてが「気」であるのと類似しており，薬効のメカニズムもプラセボ効果のメカニズムも「気」を変容させる手段としては同等なのである．このことは，次に述べる「臨床的有用性」という考え方に通じるところがある．

5. プラセボ効果を含めた臨床的有用性

　鍼が刺さる，艾が燃えるといった伝統医学独特の光景は，西洋医学が主流とされる現代に生きる患者に強い心理的インパクトを与える．そこに期待や信頼を寄せた患者が治療者と時間をかけて対話しながら鍼灸治療を受けたなら，プラセボ効果や患者-治療者交流により臨床的効果は増大するであろう．すでに述べたように，鍼と薬の特異的効果が同等である場合は**総合的な臨床効果**は鍼治療のほうが大きくなる（図9-1）．少なくとも疼痛，機能失調，あるいは心理的要素が大きく関与している慢性的な健康問題の場合，プラセボ効果を差し引いて治療効果を論じることは臨床的にあまり意味がない．そのような患者にとってプラセボ効果やメカニズムは重要ではなく，最も興味があるのは一番楽になる治療法はどれかということだからである．

　西洋では，《鍼の特異的効果》のみを"efficacy"と呼ぶのに対し，《特異的効果＋患者と治療者の相互作用＋治療に対する患者・治療者の期待と信頼》をすべてひっくるめて"effectiveness"と呼んで区別することがある[25]．日本の鍼灸界の一部で用いられてきた「**有効性**」に対する「**臨床的有用性**」に相当する概念である．臨床的有用性という観点からは，鍼灸の特異的効果とプラセボ効果のどちらがどれくらい大きいかといった内訳は問わない．プラセボ効果込みで患者の全般的な改善度が従来の治療よりも大きければ，鍼灸治療を選択する意義がある．

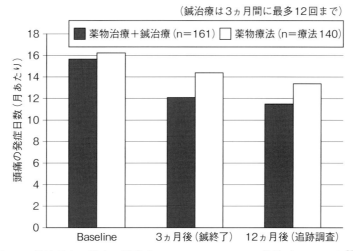

（鍼治療は3ヵ月間に最多12回まで）

図 9-3　慢性頭痛に対する鍼治療の Pragmatic RCT の結果（Vickers ら[26]）

　鍼灸の臨床的有用性を検証するのは**実用的臨床試験**（pragmatic clinical trial，第3章参照）であり，今日最も一般的に用いられている治療法より臨床的アウトカムが改善されるのかどうかを知ることが目的となる．たとえばイギリスで行われた鍼治療の pragmatic RCT では，慢性頭痛患者を通常治療群（薬物療法）と通常治療に鍼治療を加えた群にランダム割り付けして比較し，頭痛スコア，頭痛発症日数，服薬量の改善は鍼治療追加群のほうが優れていたことが確認された[26]（図9-3）．また，日本で行われた低周波鍼通電療法（EA）の pragmatic RCT では，腰痛患者を通常治療（経皮的電気神経刺激法＋湿布）群と鍼治療（EA＋円皮鍼）群にランダム割り付けし，疼痛スコアおよび腰痛スコアがより鍼治療群において改善されたことが示されている[27]．いずれもプラセボ群あるいは偽鍼群を設定していない，プラセボ効果の大きさを知ることを目的としない RCT である．

6. 臨床的有用性と鍼灸師の倫理観

　医科学が発達した今日においても，あらゆる治療法が少なからず内包しているプラセボ効果の活かし方を考えながら患者と向き合うことは，臨床家に求められる基本的姿勢である．したがって，プラセボ効果込みの臨床的有用性が大きい治療に臨床的価値を求めるのは患者としても臨床家としても当然である．しかし，このことを根拠に「だからプラセボや偽鍼と比較する RCT など実施する意味はない」といった開き直りの主張をすることが正しいとは思えない．特異的効果が証明されている治療の総合的な臨床効果（すなわち臨床的有用性）をさらに高めるためにプラセボ効果や患者-治療者交流を最大限に活用しようとするのが医療者であるのに対し，特異的効果を証明する努力も意思もないまま治療あるいは「おまじない」を漫然と続けるのは，呪術師など，医療とは異なる世界の人々である．

　怪しげな祈祷や健康詐欺も，患者がそれを強く信頼したり期待したりすれば症状改善が得られるかもしれない．しかし，それは特異的効果を有する治療の臨床的有用性とは異なるものである．呪術や詐欺と一線を画すためにも，鍼灸はプラセボ効果を差し引いても効果がある（すなわち特異的

効果がある）治療法であるというエビデンスを示す努力をし続けるべきである．また，たとえ特異的効果のエビデンスが示された治療法を用いる場合でも，プラセボ効果の占める割合が大きくて「治った気分」になっているだけではないか，冷静に判断しながら治療していかなければならない．自覚症状が良くなる一方で器質的病変が進行し，より適切な治療を探したり受けたりする機会を逃してしまう恐れがあるからである．

　臨床や研究においてプラセボ効果がまるで悪者扱いで論じられる時期もあったが，あらゆる治療行為にプラセボ効果が関与していることがわかっている今日においては，プラセボ効果を上手に活用する時代が再び到来している．特異的効果の検証作業を継続することが前提だが，臨床においてはプラセボ効果を含めた臨床的有用性を増大させ，ノセボ効果を減弱させることに注力すべきである．しかし，具体的にプラセボ効果をどう利用するかについては，医療者の倫理観と社会の許容範囲を見抜く絶妙なバランス感覚が問われることになる．

参考文献

1. Shapiro AK, Shapiro E（著）．赤居正美，滝川一興，藤谷順子（訳）．パワフル・プラセボ―古代の祈禱師から現代の医師まで―．協同医書出版社．2003：37-56.
2. Tavel ME. The placebo effect：the good, the bad, and the ugly. *Am J Med*. 2014；127：484-8.
3. Benedetti F. Parkinson's disease. In：Placebo effects　SECOND EDITION. Oxford University Press. 2014：157-69.
4. Waber RL, Shiv B, Carmon Z, et al. Commercial features of placebo and therapeutic efficacy. *JAMA*. 2008；299：1016-7.
5. Espay AJ, Norris MM, Eliassen JC, et al. Placebo effect of medication cost in Parkinson disease：a randomized double-blind study. *Neurology*. 2015；84：794-802.
6. Colloca L, Howick J. Placebos without deception：outcomes, mechanisms, and ethics. *Int Rev Neurobiol*. 2018；138：219-40.
7. Benedetti F. A modern view of placebo and placebo-related effects. In：Placebo effects　SECOND EDITION. Oxford University Press. 2014：22-73.
8. Geers AL, Wellman JA, Fowler SL, et al. Dispositional optimism predicts placebo analgesia. *J Pain*. 2010；11：1165-71.
9. Corsi N, Colloca L. Placebo and nocebo effects：the advantage of measuring expectations and psychological factors. *Front Psychol*. 2017；8：308.
10. Frisaldi E, Shaibani A, Benedetti F. Placebo responders and nonresponders：what's new? *Pain Manag*. 2018；8：405-8.
11. Kaptchuk TJ, Miller FG. Placebo effects in medicine. *N Engl J Med*. 2015；373：8-9.
12. Manaï M, van Middendorp H, Veldhuijzen DS, et al. How to prevent, minimize, or extinguish nocebo effects in pain：a narrative review on mechanisms, predictors, and interventions. *Pain Rep*. 2019；4：e699.
13. Colloca L, Marsky AJ. Placebo and nocebo effects. *N Engl J Med*. 2020；382：554-61.
14. Zhang W, Robertson J, Jones AC, et al. The placebo effect and its determinants in osteoarthritis：meta-analysis of randomised controlled trials. *Ann Rheum Dis*. 2008；67：1716-23.
15. Hróbjartsson A, Gøtzsche PC. Placebo interventions for all clinical conditions. *Cochrane Database Syst Rev*. 2010：CD003974.

16. Meissner K, Fassler M, Rucker G, et al. Differential effectiveness of placebo treatments：a systematic review of migraine prophylaxis. *JAMA Intern Med*. 2013；173：1941-51.

17. Fässler M, Meissner K, Kleijnen J, et al. A systematic review found no consistent difference in effect between more and less intensive placebo interventions. *J Clin Epidemiol*. 2015；68：442-51.

18. Linde K, Streng A, Jürgens S, et al. Acupuncture for patients with migraine. a randomized controlled trial. *JAMA*. 2005；293：2118-25.

19. Melchart D, Streng A, Hoppe A, et al. Acupuncture in patients with tension-type headache：randomised trial. *BMJ*. 2005；331：376-9.

20. Brinkhaus B, Witt C, Jena S, et al. Acupuncture in patients with chronic low back pain-a randomized controlled trial. *Arch Intern Med*. 2006；166：450-7.

21. Witt C, Brinkhaus B, Jena S, et al. Acupuncture in patients with osteoarthritis of the knee：a randomised trial. *Lancet*. 2005；366：136-43.

22. Linde K, Witt CM, Streng A, et al. The impact of patient expectations on outcomes in four randomized controlled trials of acupuncture in patients with chronic pain. *Pain*. 2007；128：264-71.

23. Kaptchuk TJ, Kelley JM, Conboy LA, et al. Components of placebo effect：randomised controlled trial in patients with irritable bowel syndrome. *BMJ*. 2008；336：999-1003.

24. Kaptchuk TJ. Placebo studies and ritual theory：a comparative analysis of Navajo, acupuncture and biomedical healing. *Phil Trans R Soc B*. 2011；366：1849-58.

25. Witt CM. Clinical research on acupuncture-concepts and guidance on efficacy and effectiveness research. *Chin J Integr Med*. 2011；17：166-72.

26. Vickers AJ, Rees RW, Zollman CE, et al. Acupuncture for chronic headache in primary care：large, pragmatic, randomized trial. *BMJ*. 2004；328：744.

27. Tsukayama H, Yamashita H, Amagai H, et al. Randomised controlled trial comparing the effectiveness of electroacupuncture and TENS for low back pain：a preliminary study for a pragmatic trial. *Acupunct Med*. 2002；20：175-80.

10. 経絡経穴のタブーに触れる

ポイント

- ●経絡経穴は，実在ではなく，可逆的・流動的・機能的な「状態」として認識されている.
- ●日本の鍼灸師の多くは，経穴の圧痛・硬結などの状態を触れて確認してから選択している.
- ●特効穴すなわち経穴の症状特異的効果について信頼できるエビデンスは示されていない.
- ●脈診や弁証の検者内・検者間信頼性は低く，個別の経穴選択による鍼治療の優位性を示す質の高い臨床研究はない.
- ●経絡経穴を考慮したほうが臨床的有用性が高い例を，エビデンスの強い順に教科書等で示すべきである.

1. ボンハンの経穴実在説

　1962年から1965年にかけて，北朝鮮ピョンヤン大学のキム・ボンハン（金鳳漢）により，経絡経穴が実体として存在することを示す5つの論文が発表された．ウサギの経穴相当部位に認められた1.1〜3.0 mmくらいの楕円形の構造物を組織切片にして染色し顕微鏡で観察すると内外2層構造となっており（ボンハン小体），この小体に色素またはラジオアイソトープを注入して追跡すると血管でもリンパ管でもない一種の脈管（ボンハン管）と結合していることがわかった．ボンハン管は「第三の脈管系」として全身にくまなく分布するとともに血管や内臓や神経にも存在し，各臓器を連結しながら網の目のように広がっているという．ボンハン小体とボンハン管はボンハン液で満たされており，ボンハン液はDNAを多量に保有するサンアルという小さな無数の玉を含んでいる．このような循環系によって，経絡系統は細胞の形成，維持，死滅の過程を調節し支配している，というのが所謂「ボンハン学説」である[1,2].

　この学説は当時日本の東洋医学界でも一世を風靡したが，ボンハンの論文には研究方法の詳細が記載されておらず[2,3]，他の研究者たちが追試を行うことが困難であった．藤原は実験動物の各種臓器表面に網状に分布する「内外ボンハン管体系」に相当する構造物の観察に成功し[4]，ウサギの腹壁白線付近の皮膚切片から「表層ボンハン小体」と思われる構造物も見出すことができたが[5]，これは誰にでも再現できるものではなく，またそれらが経絡経穴の実体であるか否かについて明確にすることはできなかった．その後ボンハン学説は捏造ではないかという疑いがかかり，存在しないものとして扱われるようになる．ボンハンは国立経絡研究院の所長に任命され，一時は北朝鮮の英雄となったようだが，その後は情報が一切途絶え，失脚，島流し，自殺といった風聞が流れた[6]．どうやら政争に巻き込まれたらしく，経絡研究院は1966年に突然閉鎖され，北朝鮮政府からは何の公式声明もなく，キム・ボンハンとボンハン学説についての情報は途絶えてしまった[7].

　その後の鍼灸界は，経穴相当部位の組織解剖学的特徴を探るような研究は実施されていたが，「経絡経穴という特異的構造物」の存在を証明しようという考え方は薄れていた．しかし，ソウル

国立大学のソラが韓国科学技術省の助成を受けて 2002 年から追試を開始し，臓器表面や血管内面に分布するボンハン管に相当すると思われる糸状構造物の写真，構造物を検出する最適な手法，構造物の構成や付着物の詳細などを続々と発表した[8-12]．彼らは，40 年前では困難だった精密な顕微鏡などの研究機器や還流技術に加え，試行錯誤の末，構造物の適切な染色法に辿り着いたのだった[3,7,13]．観察された構造物の特徴はボンハンが報告したものとほぼ同じであった．過去にリンパ管を見間違えたのではないかという指摘もあったが，この糸状構造物は内臓に付着してないので鉗子でつまみあげることができ，リンパ節には合流せず，1 μm 程度の DNA を含んだ顆粒が流れる細管による束状構造になっている点で異なる[11]．

　ソラの追試により，ボンハン管とされた構造物の鮮明な写真が撮影され，形態に関するボンハンの記述は少なくとも部分的には正確であることがわかった．ただし，構造的にはボンハン管やボンハン小体の存在を認めるものであったとしても，それが経絡経穴の実体であるとか，生命活動に重要な機能を果たしているといったことに結び付けられたわけではない．ソラは検出した一連の構造物を，ボンハン管とかボンハン小体ではなく Primo Vascular System（PVS）と呼んでいる[2]．「プリモ」としたのは，PVS のほうが血管や神経系よりも発生学的に早く成立すると考え，「第一の」「初めの」という意味合いを表現したかったからである[7]．PVS の論文はその後も増えており，癌，肥満，組織の再生などに PVS が重要な役割を持っているのではないかとソラは推測しているが[14]，いまだその全貌については明らかでない．

2.　経穴の機能的存在

　経絡経穴の形態的存在を捉えようとしたのがボンハン学説であった．しかし，PVS 研究によってボンハンが見たという構造物の一部が示されたとはいえ，それらが経絡経穴の実体であるかどうかは不明である．経穴に対する現代科学的アプローチとしては，すでに戦前に電気抵抗が低い点を探索する「ツボ発見器」が日本で市販され[15]，戦後は経穴刺激の内臓に対する効果は「**体性－自律神経反射**」として説明が試みられ[16]，さらに近年は経穴によって脳の異なる領域が賦活することを示す fMRI 所見が示されている[17]．これらのアプローチは経穴の実在を証明しようとしたものではなく，経穴相当部位の（あるいはその部位の物理刺激による）可逆的・流動的な生理学的特徴を捉えようとしたものである．経絡経穴は生理学的あるいは機能的な「状態」として存在するのかもしれないが，組織学的・形態学的に実在するという認識はかなり薄れてきている[18]．

3.　臨床における経穴選択の根拠

　日本の鍼灸臨床において，経穴はどのような理論や所見にもとづいて選択されているのだろうか．2011 年に「医道の日本」誌の読者を対象として第 5 回現代鍼灸業態アンケートが実施された（読者から無作為に抽出した 1,000 人に発送し，383 人が回答，すなわち回答率 38.3%）[19,20]．回答者が鍼灸治療の際に重視している治療理論・方式は，東西医学の折衷 43%，西洋医学的発想 19%，経絡治療などの古典的理論 18%，経絡治療と中医学の折衷 7%，中医学 3%，その他 7% であった（無回答 3%）．また，刺入の際に経穴を探って反応を確認するかどうかについては，反応をみる 69%，特に経穴の部位にとらわれないで刺入する 15%，反応をみないで骨度法あるいは経

穴図にもとづいて取穴する 6%，その他 2%であった（無回答 7%）．反応をみると答えた 69%
（263 人）の内訳は，硬結 24%，圧痛 23%，虚している（弱いか凹んでいる）18%，緊張している
18%，冷たい 6%，ざらざらしているなど皮膚の異常 4%，熱がある 3%，その他 4%であった（複
数回答）．

　一方，1990 年代後半に米国の 2 つの州でランダムに選択した鍼灸師 217 人を対象に実施された
調査[21]によると，治療方式はマサチューセッツ州で中医学 79%，2 つ以上のスタイル 21%，「日本
式」の折衷 18%，Worsley の「五行」（five element）12%などであり，ワシントン州では中医学
86%，2 つ以上のスタイル 14%，「日本式」の折衷 7.6%などであった．この調査では「日本式」
（おそらく経絡治療を基本とした治療法のこと）はマサチューセッツ州で 0.2%，ワシントン州で
5.5%であった．また，英国で 2009 年に鍼治療を行う医師，鍼灸師，理学療法士および看護師を対
象に実施された調査[22]（回答率 41%で 330 人分のデータ）では，西洋医学式 67%，中医学 41%，
「五行」（five element）18%，「日本式」3%であった（ただし鍼灸師グループのみのデータでは中
医学式が圧倒的多数）．

　以上のデータから，日本では東西折衷，米国では中医学，英国では西洋医学式の鍼灸が優勢であ
り，その他さまざまな理論や方式も同時に普及していることがわかる．また，日本の多くの鍼灸師
が経穴の**圧痛・硬結**などを頼りに治療点を決定しており，教科書に記述されている経穴の解剖学的
位置や取穴法のとおり厳密に位置を定める者は少ないということがうかがわれる．中国や韓国で
は，日本のように経穴をひとつひとつ丁寧に触れて探ったりしないで，教科書で決められている位
置を目指して刺鍼するのが一般的である．WHO 西太平洋地域事務局の主導によって大変な時間と
労力をかけて**標準経穴部位**[23,24]が決定されたとき，日本の鍼灸師たちが（少なくとも筆者の印象
では）あまり興味を示さなかったのは，日本鍼灸において経穴の位置はひとつの目安に過ぎないか
らかもしれない．

　とにかく，鍼灸臨床における経穴（あるいは治療点）を選択する根拠となる理論，方式，所見は
多様であるものの，日本においては理論にかかわらず経穴の反応を確かめながら判断している鍼灸
師が多い．

4. 局所経穴と遠隔部経穴

　症状のある局所の経穴と遠隔部の経穴をどのように使い分けているのかに関しては，鍼灸界を代
表しかつ異なる治療グループの代表格と判断された 87 名にアンケートを送付し，41 名（臨床歴
15〜52 年，平均 31.7 年）から回答（有効回答率 47%）を得た調査結果が報告されている[25]．こ
の調査によると，局所治療が効果的な場合として最も多かったのが「筋骨格系・運動器疾患・痛み
の疾患」（44%）であり，次いで「打撲・捻挫・外傷」（15%）であった．また，**局所経穴選択**は
「圧痛緊張などの反応点」にもとづく場合が最も多く（34%），次いで「現代医学的病態把握」と
「**阿是穴**，痛をもって兪となす，同一経絡上の経穴など」が同数だった（ともに 32%）．一方，遠
隔部治療が効果的である場合として最も多かったのは「運動器疾患以外」（41%）であり，次いで
「すべての疾患で有効」（17%）であった．その場合にもとづく法則は「経絡・古典理論」が圧倒的
に多かった（68%）．

　韓国においても同様の調査が実施され，その結果が全日本鍼灸学会で発表されている[26]．アン

ケートに回答した韓医師 88 名によると，局所経穴が効果的なのは「疼痛または筋骨格系障害」
（28%），「局所に限定した障害や打撲」（26%）および「外傷または捻挫」（14%）であり，遠隔部
経穴が効果的なのは「経絡の障害」（19%），「内臓疾患または腹部症状」（19%），「他の疾患によっ
て発現している症状」（18%）であった．局所経穴を選ぶ際には「**トリガーポイント**または圧痛点」
（34%）と「阿是穴」（27%）が，遠隔部経穴を選ぶ際には「伝統的な経絡理論」（88%）が重要視
されていた．

　以上のことから，少なくとも韓国と日本では症状局所から離れた治療穴を選択する際には経絡や
古典の理論を参考にする場合が多いといえる．しかしながら，経絡にもとづいた**遠隔部経穴選択**の
ほうがそれ以外の選穴法よりも効果的であるという良質のエビデンスが示されているわけではない．

5.　特効穴

　胃腸に足三里，嘔気に内関，歯痛に合谷，逆子に至陰など，ある症状に特定の経穴が経験的ある
いは慣例的に用いられている．一般向けの書籍ではさらに強調・単純化され，「この症状にはこの
ツボ」といった指南本が数多く発刊されている．筆者自身も臨床でしばしばこのような使い方をす
ることがあるが，「別の経穴や圧痛点を選んだ場合よりも効くのか」という問いに明確に答えられ
るほど臨床研究が進んでいるわけではない．一穴刺鍼の効果を検証したランダム化比較試験
（RCT）もないわけではないが[27]，この類の RCT は総じて質が低く，バイアスリスクが大きい．
したがって現状として，**特効穴**の症状特異的効果について強いエビデンスが示されているとは言い
難い．

　一穴ではなく，ある共通の方向性を持つ経穴群の臨床応用性を検証したクロスオーバー試験で
は，リラックス経穴群（印堂，安眠，神門，三陰交，太衝）よりも覚醒経穴群（四神総，天柱，合
谷，足三里，湧泉）の指圧を行ったほうが，大学生が授業中に感じる眠気を抑えることができたと
いう[28]．

　経穴の中でも**背部兪穴**は対応する臓器名が付されているため（例：胃兪），臨床的にその臓器を
治療する特効穴であるという印象を与えやすい．しかも**内臓－体性反射**や**体性－内臓反射**という観
点から，治効メカニズムの妥当性を説明しやすい．しかし，解剖学的に交感神経幹，**デルマトー
ム**，ミオトーム，スクレロトームなどの関連性から考えると，「一穴」対「一臓器」ではなく「一
定の経穴群」対「一定の臓器群」くらいの緩やかな関連付けのほうが現実的であるという指摘があ
る（**表 10-1**）[29]．

　特効穴については，特定の経穴を特定の疾患・症状に用いると成功率が高いという先人鍼灸師た

表 10-1　自律神経の分布・支配からみた臓器群と経穴群の対応[29]

臓器群	脊髄分節レベル	経穴群
肺，心臓	Th1～5	大杼～心兪
上部消化管	Th6～10	督兪～胆兪
副腎	Th11～L1	脾兪～三焦兪
下部消化管，泌尿・生殖器	L1～2	三焦兪，腎兪
骨盤臓器・泌尿器	L5～S4（骨盤神経叢）	関元兪～下髎

ちの記述が後進鍼灸師によって語り継がれ追試される中で，情報の単純化が行われ，さらにそれが
マスメディアによって誇張されてきたという側面がある．今まで多くの記述や症例集積が存在する
のであれば，どのような条件下でどれくらい有効なのか，その経穴は厳密なポイントなのかそれと
も広いエリアなのか等々，まずは情報を整理して，より洗練された研究方法論で検証することに
よって信頼度を高める必要がある．

6. 証や脈診にもとづく選穴

　そもそも鍼灸独自の理論や手法を採用するか否かで，臨床効果に違いが見られるというエビデン
スは示されているのだろうか．

　米国で 638 名の慢性腰痛患者を，①個別選穴刺鍼群（患者ごとに弁証して刺鍼穴を決定：平均
11 穴），②固定選穴刺鍼群（どの患者も同じ経穴に刺鍼：8 穴），③非刺入治療群（爪楊枝を鍼管に
入れて刺激：②と同じ経穴 8 穴），④通常治療群（鍼治療をせず服薬，物理療法，セルフケアなど）
の 4 群に割り付けて実施された質の高い RCT がある[30]．週に 1～2 回の鍼治療が 10 回行われた結
果，8 週後に主要評価項目の Roland-Morris Disability Questionnaire（RMDQ）スコアおよび症状
不快度スコアは①②③とも④より有意に改善しており，1 年後でさえ RMDQ によって評価した機
能障害は①②③のほうが④よりも臨床的に有意な改善が認められたという．しかし①②③の間には
常に有意差がみられなかった（**図 10-1**）．

　この RCT の③群は，他の多くの鍼の RCT と同様に偽鍼の妥当性に関する問題（第 3 章参照）
を含んでいる．しかし本章で注目したいのは，弁証論治にもとづいて経穴を選択（①群）しても，
腰痛にしばしば使用される経穴を画一的に選択（②群）しても，慢性腰痛の鍼治療効果に差がな
かったという点である．この RCT での選穴や刺鍼はおそらく中医学方式で行われているので，経
穴付近をじっくり探って刺鍼点を決めればもっと効果が高いという日本の鍼灸界からの反論はある

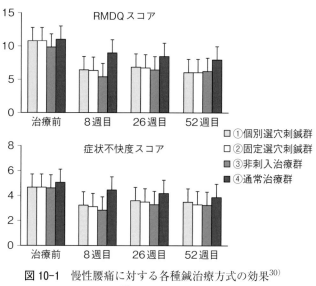

図 10-1　慢性腰痛に対する各種鍼治療方式の効果[30]
Cherkin ら[30]の RCT 論文データをグラフ化した

かもしれない．しかしそのような主張を裏付けるような，上記の RCT に匹敵する質の高い RCT はいまだ実施されていないのが現状である．

　そもそも慢性腰痛の鍼治療における弁証には一貫性があるのだろうか．米国で，臨床経験 4～15 年（中央値 9 年）の中医学系鍼灸師 6 名に，46～61 歳（平均 53 歳）の慢性腰痛患者 6 名それぞれを，同日に無作為な順番で診察して中医学的弁証と選穴を行わせた研究がある．鍼灸師たちは，問診，脈診，舌診，触診などを行って，それぞれが判断した証や気が滞っている経絡を決定した．その結果，それぞれの患者について平均 5 名（すなわち 83％）の鍼灸師が腎経の滞りがあると判断したものの，選んだ経穴は全部合わせると 65 穴に上り，ほぼ一致して選択されていたのは腎兪のみ（89％）であったという[31]．

　以上のことから，少なくとも慢性腰痛において**中医弁証**にもとづいて治療を行うことに関する臨床効果の優位性は明確でなく，また治療者によって診断も選穴も一様でないことがわかる．

　それでは**脈診**によって決定される証は治療者内あるいは治療者間で一定しているだろうか．1960 年代，東京大学の医学推計学（今でいう生物統計学）の第一人者である高橋晄正の指導の下で，脈診を行う臨床家に目隠しをして被験者の脈診をさせ，次に被験者の順序を入れ替えて再び脈診をさせて，この 2 回の脈診結果が一致するかどうかを検討するという実験が行われた[32-34]．その結果，実験に参加した臨床家 11 名のうち，一致率が 70％以上の者は 2 名のみ（18％）であり，50％以上 70％未満の者は 6 名（55％），30％以下の者が 3 名（27％）であった[32,34]．脈診を行った臨床家のうち 2 名ずつの組み合わせで証が一致しているかどうかを検討したところ，ある 2 名の臨床家の間でのみ一致率が 60％であったが，それ以外の組み合わせでは統計学的に有意な一致を認めなかったという[32,34]．また，3 名の臨床家が 8 名の被験者についてそれぞれ下した診断（肝心脾肺腎のうちどれか）についても，3 人とも同じ診断となったのは 8 名中 2 名（全員が腎と全員が肝）のみであった[33]．このような傾向は，その後に行われた病人を用いた実験でも同じであったという[34,35]．

　すなわち，脈診による診断は治療者内での再現性が低く，治療者間での統一性もないということになる．たとえ脈状は常に変化するものだとしても，まだ治療をしていない状態で 2 回の脈診結果の一致率が低ければ，医療としての科学的妥当性について疑問を投げかけられることは避けられない．

7.　経絡経穴の概念にもメスを

　現代の鍼灸師たちが経絡経穴の概念にもとづく様々な診断治療理論によって経穴を選択していることは，すでに紹介したとおりである．この鍼灸師たちが皆それぞれ異なる経穴を用いて一定の臨床効果を上げているとしたら，それは選択した経穴とは別の共通する因子が臨床効果に影響していると考えるのが自然ではないだろうか．現時点の研究成果において経穴の生理学的特徴も臨床的意義も明らかになっているとは言えないにもかかわらず[36]，鍼灸界は経絡経穴の存否について触れたがらないという，耳の痛い指摘がある[37]．

　経絡経穴の科学的妥当性については，鍼灸界自らがメスを入れて明らかにする姿勢が必要である．臨床鍼灸学の発展という立場からは，解剖学的・生理学的な特性よりもむしろ臨床的意義の検証を優先すべきであろう．たとえば，ある疾患や症状において，ある経穴を選択すると選択しないよりもどれくらい臨床的改善率が高くなるのか，といった検証である．これは経絡経穴や東洋医学

理論を否定しているのではなく，成功率や安全性にもとづいた序列を作ってはどうかという提案である．古典にはこう書いてあるが現代において臨床的有用性が検証されているのはこれこれである，といった臨床経絡経穴学の教科書を目指すべきではないだろうか．臨床鍼灸学がもう一歩前進するために経絡経穴の実体を証明する必要はなく，経絡経穴を考慮したほうが臨床的有用性が高いという症状-経穴の組み合わせパターンの序列を，エビデンスにもとづいて示せばよい．それをすることなしにツボ指南本ばかりが増えることを容認すれば，現代の保健医療の一端を担う他の職種との距離はさらに遠ざかっていくのではないだろうか．

参考文献

1. 藤原知．経絡の発見―ボンハン学説と針灸医学―．創元医学新書，創元社．1977：86-96.

2. Soh KS. A brief history of the Bong-Han Theory and the Primo Vascular System. In：Soh KS, Kang KA, Harrison DK, eds. The Primo Vascular System its role in cancer and regeneration. Springer. 2012：3-5.

3. 藤原知．第1回 私の「経絡研究」追憶の記―「ボンハン学説」とその周辺．医道の日本．2011；816：190-4.

4. 藤原知，兪順奉．"キム・ボンハン学説"に関する形態学的追試研究（中間報告）．医学のあゆみ．1967；60：567-77.

5. 藤原知．第2回 私の「経絡研究」追憶の記―「ボンハン学説」とその周辺．医道の日本．2011；817：173-6.

6. 藤原知．第3回 私の「経絡研究」追憶の記―「ボンハン学説」とその周辺．医道の日本．2011；818：190-3.

7. Kang KA. Historical observations on the half-century freeze in research between the Bonghan System and the Primo Vascular System. *J Acupunct Meridian Stud*. 2013；6（6）：285-292.

8. Jiang X, Kim HK, Shin HS, et al. Method for observing intravascular Bonghan duct. *Korean J Orient Prevent Med Soc*. 2002；6：162-6.

9. Lee BC, Baik KY, Johng HM, et al. Acridine orange staining method to reveal the characteristic features of an intravascular threadlike structure. *Anat Rec B New Anat*. 2004；278：27-30.

10. Lee BC, Park ES, Nam TJ, et al. Bonghan ducts on the surface of rat internal organs. *J Int Soc Life Info Sci*. 2004；22：455-9.

11. Shin HS, Johng HM, Lee BC, et al. Feulgen reaction study of novel threadlike structures（Bonghan ducts）on the surface of mammalian organs. *Anat Rec B New Anat*. 2005；284：35-40.

12. Lee BC, Yoo JS, Baik KY, et al. Novel threadlike structures（Bonghan ducts）inside lymphatic vessels of rabbits visualized with a Janus Green B staining method. *Anat Rec B New Anat*. 2005；286：1-7.

13. Soh KS. Bonghan Circulatory System as an Extension of Acupuncture Meridians. *J Acupunct Meridian Stud*. 2009；2（2）：93-106.

14. Soh KS, Kang KA, Ryu YH. 50 years of Bong-Han Theroy and 10 years of Primo Vacular System. *Evid Based Complement Alternat Med*. 2013；587827.

15. 神川喜代男．ツボの不思議発見．鍼とツボの科学．講談社ブルーバックス．1993：33-58.

16. 佐藤昭夫．解説―神経生理学的立場から―．In：Mann F 著，西條一止他訳．鍼の科学．医歯薬出版．1982：89-97.

17. Huang W, Pach D, Napadow V, et al. Characterizing acupuncture stimuli using brain imaging with fMRI -a systematic review and meta-analysis of the literature. *PLoS One*. 2012；7：e32960.

18. 山下仁, 津嘉山洋. 経穴（ツボ）の認識と国際化. 臨床検査. 2003；47：773-7.

19. 小川卓良, 形井秀一, 箕輪政博. 第 5 回 現代鍼灸業態アンケート集計結果【速報】. 医道の日本. 2011；815：191-224.

20. 小川卓良, 形井秀一, 箕輪政博. 第 5 回 現代鍼灸業態アンケート集計結果【詳報】. 医道の日本. 2011；819：201-44.

21. Sherman KJ, Cherkin DC, Eisenberg DM, et al. The practice of acupuncture：who are the providers and what do they do? *Ann Fam Med*. 2005；3：151-8.

22. Hopton AK, Curnoe S, Kanaan M, et al. Acupuncture in practice：mapping the providers, the patients and the settings in a national cross-sectional survey. *BMJ Open*. 2012；2：e000456.

23. World Health Organization Western Pacific Region. WHO standard acupuncture point locations in the Western Pacific Region. WHO Regional Office for the Western Pacific. 2008.

24. WHO 西太平洋地域事務局. WHO/WPRO 標準経穴部位—日本語公式版. 医道の日本社. 2009.

25. 小川卓良, 形井秀一, 篠原昭二. 局所治療と遠隔部治療アンケート調査— 2. 全日本鍼灸学会雑誌. 2005；55：44-55.

26. Lee SD, Lee SH, Seo JC, et al. Differences and similarities and in selection criteria for local and distant acupuncture points among Korea acupuncturists；results of a survey of acupuncture specialists in Korean medical doctors. 全日本鍼灸学会雑誌. 2006；56：391-2.

27. Ma ZB, Zheng YY, Ma LX, et al：Clinical studies on the indications of 33 acupoints. *Med Acupunct*. 2008；20：269-75.

28. Harris RE, Jeter J, Chan P, et al：Using acupressure to modify alertness in the classroom：a single-blinded, randomized cross-over trial. *J Altern Complement Med*. 2005；11：673-9.

29. Antonio M, da Silva H. A neurosegmental perspective of the classical Back Shu points. *Med Acupunct*. 2010；22：257-64.

30. Cherkin DC, Sherman KJ, Avins AL, et al. A randomized trial comparing acupuncture, simulated acupuncture, and usual care for chronic low back pain. *Arch Intern Med*. 2009；169：858-66.

31. Hogeboom CJ, Sherman KJ, Cherkin DC. Variation in diagnosis and treatment of chronic low back pain by traditional Chinese medicine acupuncturists. *Complement Ther Med*. 2001；9：154-66.

32. 出端昭男. 六部定位脈診法の実験的研究. 日本鍼灸治療学会誌. 1968；17：9-12.

33. 高橋晄正. 漢方の認識（増補）. NHK ブックス. 第 21 刷 (1989). 1969：172-3.

34. 小川卓良. EBM ってなあに？ その 8. 医道の日本. 2000；680：118-27.

35. 黒須幸男. 六部定位脈診法の実験的研究（第 II 報）. 日本鍼灸治療学会誌. 1969；18：26-30.

36. Li F, He T, Xu Q, et al. What is the acupoint? A preliminary review of acupoints. *Pain Med*. 2015；16：1905-15.

37. Langevin HM, Wayne PM. What is the point? The problem with acupuncture research that no one wants to talk about. *J ALtern Complement Med*. 2018；24：200-7.

コラム4 アイスマンの入れ墨

　280年頃に著された『甲乙経』は，現存しない幻の経穴書『明堂経』から多くを引用している．『明堂経』は後漢中期から後期の間（150〜200年頃）に編纂されたと思われるが，現在では引用された形でしかその姿を知ることができない[1-3]．1972年，中国湖南省長沙から前漢初期（BC168年）の馬王堆漢墓が発掘された．その副葬品として出土した二つの『脈書』には，経脈が11しか書かれておらず，経穴名は記されていなかった[4,5]．現代のように12経脈となって所属する経穴が整備されたのはこれよりも後の時代ということになるが，いずれにしても古代中国において少なくとも約2200年前には経脈が，そして少なくとも約1800年前には経穴が，すでに一定のレベルで体系化されていたということになる．

　この盤石と思われる鍼灸中国起源説に異を唱えたヨーロッパの研究者たちがいる．1991年，オーストリアとイタリアの国境近くのアルプスで氷河に埋もれて凍結していた男性のミイラが発見された．フリント製の短刀や矢などを携行していた通称「アイスマン」は，複数の大学や研究所による年代測定の結果，青銅器時代初期のBC3300〜BC3200年すなわち5200年以上前の遺体であることが判明した[6]．アイスマンの腰部，膝内側，外果周辺などには幾つかの入れ墨が施されていたが，これらは服に隠れるような部位に存在しており，模様も飾り気のないシンプルな直線や十字の形をしていた．儀式的な装飾や部族内での誇示という目的にしてはあまりに不適切な部位と模様に思えたため，この不思議な入れ墨の存在について大胆な仮説が発表された．アイスマンの皮膚にある15の入れ墨と経穴の位置を比較検討した結果，9つが5mm以内，3つが6mmから13mmの間の距離に位置し，さらに2つが経穴ではないが経絡上，そして1つが丘墟と解谿の中間であった．たとえば，左腰部の3つの入れ墨はそれぞれ胃兪，三焦兪，腎兪とほぼ一致し，左外果の後方のものは崑崙，右膝内側は曲泉，右下腿外側は陽輔といった具合である[7,8]．さらに，様々な画像診断の手法を用いて行われたアイスマンの健康状態の検証によって，彼の頚部・腰部・仙腸関節・股関節などに変形性関節症が存在したことがわかっており[9]，入れ墨の位置はそれらの症状の局所または関連痛を感じる部位（たとえば腰椎が原因で発生する坐骨神経痛）に一致しているのではないかと推察する研究者たちもいる[10]．

　アイスマンの入れ墨と経穴の関係を調べた研究者たちは，結果を踏まえて中国よりも遥か前からユーラシアで鍼治療のような医療行為が発祥していたのではないかという仮説を唱えた[7,8]．しかし，全身に360以上ある経穴の教科書的位置のどれかにアイスマンの入れ墨の多くが一致あるいは近接していたというだけで鍼治療の起源がヨーロッパであった可能性を主張するのは，やや無理があると思われる．疼痛や関連痛のある局所の体表に物理的刺激を与える行為は，人間の原始的あるいは本能的な疼痛緩和手段であるとも解釈できる．それだけで鍼灸治療と呼ぶならば，痛むところに反射的に手を当てることと区別がつかなくなるからである．

文献

1. 藤木俊郎. 明堂経の考察. In：鍼灸医学源流考. 績文堂. 1979：217-29.
2. 丸山敏秋. 明堂経 —最古の経穴書—. In：鍼灸古典入門. 思文閣出版. 1987：147-58.
3. 桑原陽二. 『黄帝明堂経』と古代の経穴学. In：経穴学の古代体系. 績文堂. 1991：11-8.
4. 丸山敏秋. 馬王堆出土「脈書」—現存する最古の経脈書—. In：鍼灸古典入門. 思文閣出版. 1987：61-72.
5. 山本徳子. 馬王堆漢墓医書. In：古典医書ダイジェスト. 医道の日本社. 1996：2-3.
6. コンラート・シュピンドラー（畔上司 訳). 5000年前の男. 文藝春秋. 1998.
7. Dorfer L, Moser M, Spindler K, et al. 5200-year-old acupuncture in Central Europe? *Science*. 1998；282：242-3.
8. Dorfer L, Moser M, Bahr F, et al. A medical report from the stone age? *Lancet*. 1999；354：1023-5.
9. Murphy WA Jr, Nedden Dz, Gostner P, et al. The iceman：discovery and imaging. *Radiology*. 2003；226：614-29.
10. Kean WF, Tocchio S, Kean M, et al. The musculoskeletal abnormalities of the Similaun Iceman（"ÖTZI"）：clues to chronic pain and possible treatments. *Inflammopharmacol*. 2013；21：11-20.

11. 未病治で医療費を節約する

ポイント
- ●病の萌芽も見られない時期から養生を心がける一次予防こそ，未病治の第一義である．
- ●未病治では健康と病因の相対的関係に注目し，疾病除去でなく健康づくりに重点を置く．
- ●鍼灸が「科学的養生訓」に組み込まれるためには，発症予測や発症予防に関する質の高いエビデンスが必要である．
- ●医療費節約に関して，鍼灸の費用対効果を検証したデータをもっと蓄積すべきである．

1. 未病の解釈

東洋医学ではしばしば「**未病を治す**」という考え方を強調する．現代西洋医学は病気になってから治療を受ける「已病を治す」の姿勢であるのに対し，東洋医学は**養生**を基本としているので健康保持増進に優れているというのである．しかし実際には現代医学においても予防医学の研究と実践が浸透しているし，栄養，運動，生活習慣などの疫学的研究をはじめとして科学的データもかなりの蓄積がある．したがって中立的な立場から眺めると，必ずしも東洋医学のみが「未病を治す」をスローガンに掲げる権利を持っているわけではない（**表 11-1**）．

鍼灸古典の「未病を治す」に関する記述にもとづいて未病を解釈してみよう[1]．**一次予防**としての「未病を治す」を強く印象づけるのは，素問四氣調神大論篇[2]にある「聖人不治已病治未病不治已亂治未亂」という一節である．この篇は，春夏秋冬における陰陽の気の盛衰にしたがって生活する（たとえば春夏秋は早く，冬は遅く起床する）ことを奨め，それに逆らった生活をすると病に陥ることを説いている．ここには「治未病」が病の萌芽を断つこと（すなわち二次予防）を意味しているような記載はみられない．また，この篇での「治未病」の主語は「聖人」であり，「上工」（名医）ではない．すなわちここでの「治未病」は，人々が平生から心がけるべき養生の心得を示したフレーズととらえることができよう．

一方，**二次予防**としての「未病を治す」を示しているのは，素問刺熱篇[3]における望診によって臓器の病を予知して「刺す」（刺鍼または刺絡か？）という記述や，素問八正神明論篇[4]の「上工は（三部九候の脈を診て）其の萌芽を救い（中略）下工は其の已に成りたるを救う」という一節である．霊枢逆順篇[5]でも「治未病」の主語は「上工」になっている．すなわちここでの「治未病」

表 11-1 現代医学と東洋医学の未病治の分類

	現代医学	東洋医学
一次予防	健康保持増進，疾病予防	養生
二次予防	早期発見，早期治療	病の萌芽を断つ
三次予防	リハビリ，再発防止	

は，医師が病の前兆を察知して早期に治療することであろう．[1]

　黄帝内経は長い年月の間に集積された医学論文の集大成であり，古い篇と新しい篇，および複数の流派の意見が混在している．黄帝内経が成立した時代には，すでに「未病を治す」ことが複数の意味合いで解釈されていたと思われる．このことは現代における予防医学の分類と同様である．

2.　現代日本人と未病

　近年まで「未病を治す」という言葉は現代日本の国民に馴染みのある言葉ではなかった．しかし，平成 9 年（1997 年）版の厚生白書の生活習慣病の章において「未病概念について」というコラムが掲載され[6]，保健医療に携わる人たちから若干の注目を浴びた．ここでは　難経七十七難を引いて「上工は未病を治し……」の一節を紹介して「病気の発症をその予兆によって知り予防するとともに，いったん発病した場合であっても重篤にならないよう早期・適切に処置することが肝要」と述べているので，早期発見・早期治療という二次予防としての治未病を強調していると言える．しかし，この生活習慣病の章の本文は一次予防を重視している内容であるため，この「未病概念について」のコラムには違和感がある．文脈からすれば，むしろ養生を重視した一次予防としての未病治の考え方を説くべきであった．

　未病という言葉が国民一般に知られるようになったのは，薬用養命酒のコマーシャルからではないかと思われる．養命酒製造株式会社のホームページでは，未病を「病気と言うほどではないけれど，病気に向かいつつある状態のこと」と定義し，手足の冷えや体の疲れ，胃腸の不調は病気のサインかも知れないと例示している[7]．すなわちここでも未病はすでに何らかの症状が現れた状態を早期治療するという二次予防的な意味合いで論じられており，薬用養命酒を服用することによって冷えを改善し，胃腸の働きを整え，疲れ・体力の回復を図って[7]，本格的な疾病に移行するのを防ぐ意義を説いている．また，同社は 30〜50 歳代の男女それぞれ 1,200 人にアンケートを行い，女性の 84.8%，男性の 78.3% が何らかの不調を感じている「未病の状態である」と報告している[8,9]．つまり働き盛りの日本人の多くは未病を治す必要があるというのだ．

　このように，現代日本の社会に浸透している「未病を治す」の解釈は，どうやら二次予防が中心となっているようである．このことは，病の萌芽も見られない健康な時から養生を行うべきとする一次予防こそが未病治の第一義ではないかとする筆者の考えとは異なる．
（漢文として正しいのは「治未病」だが，通例にならって「未病治」と記す．）

3.　一次予防としての未病治と健康づくり

　一次予防としての未病治における未病は，現代西洋医学的に病名が診断できるレベルよりも前の段階であるのはもちろんのこと，前述のアンケートのような何らかの不調さえも感じていないが「このままの生活を続けると病気になる」といった不摂生の持続状態のことではないだろうか．それを省みて，ライフスタイルの改善によって罹病から遠ざけようとする行為が未病治ということになる．具体的には食事の改善，運動の励行，十分な睡眠，ストレスの回避と善処，脳の活性化につながる作業など，さまざまな行為が含まれる．このような，いわゆる養生が，一次予防としての未病治に相当すると思われる．

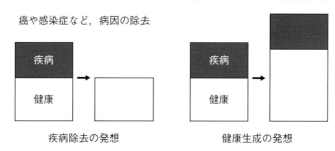

健康づくりによる抵抗力の増強
（病因をかかえたまま発病阻止）

癌や感染症など，病因の除去

図 11-1　疾病除去（手術・抗菌剤）と健康生成（サルートジェネシスや免疫増強）の概念

　概念的な話になってしまうが，一次予防としての未病治は病を追い出すのではなく，将来遭遇するであろう病因（あるいは病邪）を寄せ付けないか発病させないだけの健康をつくる，あるいは貯蓄するというイメージである．健康づくりによって免疫能，筋力，内臓機能，精神力などに余力ができれば，罹病から遠ざかることになる．その破綻の臨床的な具体例は，宿主の抵抗力低下によって通常では病因とならない病原体で発症する日和見感染であり，これは健康と病因の相対的関係を示す典型である．このような健康づくりの考え方は，東洋医学における正気と邪気のバランス，あるいは**病因論**（pathogenesis）に対するアントノフスキーの**健康生成論**（salutogenesis）[10-12]に通じるところがある（**図 11-1**）．

　近年は未病治あるいは健康づくりを意識したビジネスやメディア報道，あるいはそれに啓発されたと思われる国民の行動も活発であるが，たとえ健康を意識していても，サプリメントを口に放り込みつつ過労と暴飲暴食を繰り返すような生活をしているならば，それは一次予防としての未病治とは程遠い．安易に健康食品のネットショッピングをするような行為ではなく，ヘルスリテラシーを身に着けて確かなエビデンスにもとづく手段選びをするとともに，心のあり方を含めたライフスタイルを再考するような行動変容を起こすことこそ，未病治の実践ではないだろうか．

　鍼灸の立場から具体的に挙げるならば，素問「上古天真論」篇[13]にある「恬惔虚無」の姿勢であろう．四時陰陽の気にしたがって起居し，飲食に節度をもって妄りに労せず，心静かで欲の少ない生活．しかし，現実には先進国においてこのような素朴な未病治のライフスタイルを全うすることは困難である[1]．

4. 鍼灸による未病治

　それでは現実の生活レベルで可能な未病治の実践はどのようなものであろうか．現代では高度な検査技術や統計学にもとづく疫学的知識などによって，エビデンスにもとづく「**科学的養生訓**」[14]を作り出し実践することが可能になった．したがって，一次予防としての未病治については，食生活，運動，精神活動などに関する信頼性と再現性のある科学的養生訓が蓄積されていくことが予想される．

　一方，鍼灸は黄帝内経の時代は病気になってから用いたのかもしれないが[15]，少なくとも現代においては一次，二次，および三次予防のいずれの場面でも用いられている．しかし「科学的養生

訓」[14]の中に鍼灸が組み込まれるかどうかは，さらに質の高いエビデンスが示されるかどうかにかかっている．

　日本では，健康成人 326 名を頚部刺鍼群と無治療群にランダムに割り付けて感冒予防効果があるかどうかを検証するランダム化比較試験（RCT）が実施された[16]．その結果，両群に統計学的有意差は認められなかったが，刺鍼群が訴えた症状は有意に少なかったという．しかし，この RCT で行われた鍼治療法は普及している手法とは言えず，国内で一般的に行われている鍼灸治療で風邪を引きにくくできるかどうか，あるいは症状を少なくできるかどうかは不明である．また，感冒予防には栄養や睡眠など様々な予防法が提唱されているため，それらとの有効性や費用対効果の比較も必要になる．

　ドイツでは，緊張型頭痛の患者 270 名[17]，および片頭痛の患者 302 名を[18]，それぞれ鍼治療群，偽鍼治療群，無治療群にランダム割り付けして 8 週間で 12 回の鍼治療を行った RCT がある．その結果，治療開始前の 4 週間と治療終了後の 4 週間における頭痛発症日数の差は，鍼治療群で緊張型頭痛が 7.2 日，片頭痛が 2.2 日減少し，無治療群の緊張型頭痛 1.5 日，片頭痛 0.8 日減少と比べて，有意に発症日数が抑えられていた[17,18]．偽鍼治療群（経穴から離れた部位に切皮のような刺激）との有意差はなかったが，この問題点はすでに第 3 章で指摘したとおりである．

　これらの RCT の結果は，いわゆる未病治の一端を示す科学的データになり得るかもしれない．また，上腕で測定した収縮期血圧の左右差が心血管疾患と死亡率の指標となる可能性や[19]，舌黄苔が糖尿病・糖尿病前症の罹患と関連している可能性[20]を示す論文が近年発表されており，これらは二次予防としての未病治の臨床鍼灸学的診断手法の妥当性を示しているかもしれない．いずれもさらなる検証が必要だが，今後このような発症予測や発症予防に関するエビデンスはもっと注目されるべきである．

5. 医療費の節約

　未病治が実現するならば，疾患の予防という直接的なメリットだけでなく，**医療費の節約**にもつながる．その可能性を示す鍼灸に関するエビデンスを以下に紹介する．

　ノルウェーでは，過去 1 年間に 3 回以上の下部尿路感染症の既往歴がある 18〜60 歳のノルウェー人女性を，3 対 1 の割合になるように鍼治療群 67 名と無治療群 27 名にランダム割り付けした RCT が実施された[21]．鍼治療群では週 2 回の治療を 4 週間継続し，6 カ月間の発症回数を比較した結果，鍼治療群は 49 名（73%）が無症状であったのに対し，無治療群では 14 名（52%）しか無症状とならなかった（P＝0.08）という．無治療群のサンプル数が少ないので確証を得るに至っていないが，米国で 1995 年に下部尿路感染症の治療コストが年間 16 億ドルかかったという推計があることを考えると[22]，鍼治療によって下部尿路感染症の発症が減少するなら医療費抑制に貢献できる可能性がある．

　スウェーデンで実施された RCT では，脳卒中発症後 10 日以内の重い片麻痺を有する患者 78 名（年齢中央値 76 歳）を理学・作業療法群 40 名と理学・作業療法＋鍼治療群 38 名にランダムに割り付け，鍼治療を週 2 回，10 週間実施した[23]．その結果，理学・作業療法に鍼治療をプラスした群は，平衡感覚，運動機能，ADL，QOL が理学・作業療法のみの群と比較して有意に改善した．医療施設滞在日数の短縮により節約できた医療費は，1 人あたり 26,000 ドルであったという．

　慢性非特異性腰痛に対する鍼治療の RCT のデータのメタアナリシス論文は，通常治療を補完する形で鍼治療を用いれば**費用対効果**が高いと結論している[24]．他にも変形性膝関節症，骨盤位妊娠，手根管症候群，慢性頚部痛などの患者に鍼治療を行うことによって医療費節約が可能であるという試算を行った論文が散見されるが，二次解析の研究が多いため，今後は最初から費用対効果を検証するためにデザインされた研究論文が増加することが望まれる．また，鍼灸が保険適用されている国や地域であるかどうかによって医療費節約の推計値には大きく違いが出るため，海外の論文の結論は日本に適用できない場合も多い．日本の鍼灸のエビデンスは日本で検証しなければならない．

6. 健康保険とエビデンス

　以上のように，いくつかの疾患・症状に関しては鍼灸を用いた未病治の実践により，医療費を節約できる可能性がある．それでは，未病治のために鍼灸を健康保険に導入することができるだろうか？

　健康保険は，病気になった一部の人に対して全員から集めた掛け金を集中投入することによって成り立っている．したがって，保険診療システムを維持するためには，保険に加入した人たちの一部のみを「病人」と見做す必要がある．この故に，「健康か病気か」という二者択一的な現代西洋医学的診断システムの下で病気とされた人の医療費をサポートすることによって，健康保険は運用できている．たとえ健康保持増進に良いことが証明された未病治ヘルスケア手段があったとしても，そのすべてを健康保険でまかなうことは困難である．

　しかし，結果的に医療費の節約につながる可能性の高い優れた費用対効果をもつ診断法あるいは治療法があるならば，今「病気」と呼べない状態で利用することに対しても一定程度カバーする健康保険ビジネスは可能であろう．もちろん，病気になってからの医療費よりも安くつくという試算ができるような費用対効果が証明されたヘルスケア手段に限られる．その掛け金は，経営的に損失を生じない額がエビデンスにもとづいて綿密に算出されることになるだろう．鍼灸がこのシステムに組み込まれるためには，今までのようなゆるい宣伝文句程度の未病治ではなく，個々の疾患・症状についてそれぞれ有効性と費用対効果に関する詳細な疫学研究データを示す必要がある（**図11-2**）．

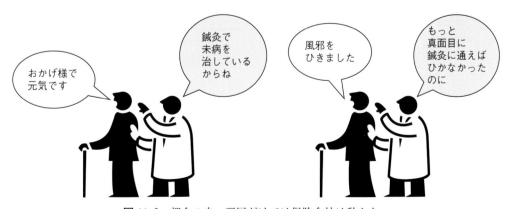

図11-2　都合の良い理屈だけでは保険会社は動かない

参考文献

1. 山下仁, 津嘉山洋. 欧米における未病の認識. 漢方と最新治療. 2004；13：111-5.

2. 四氣調神大論篇第二. 顧従徳本「素問」. 日本経絡学会. 1992：8-10.

3. 刺熱篇第三十二. 顧従徳本「素問」. 日本経絡学会. 1992：70-2.

4. 八正神明論篇第二十六. 顧従徳本「素問」. 日本経絡学会. 1992：61-2.

5. 逆順第五十五. 無名氏本「霊枢」. 日本経絡学会. 1992：281-2.

6. 厚生省編. 厚生白書（平成 9 年版）. 財団法人厚生問題研究会. 1997.

7. 養命酒製造株式会社ホームページ. 未病とは. www.yomeishu.co.jp/yomeishu/health/

8. 養命酒製造株式会社.「30～50 代女性の健康意識と実態調査」結果. www.yomeishu.co.jp/health/actuality/index.html

9. 養命酒製造株式会社.「30～50 代男性の健康意識と実態調査」結果. www.yomeishu.co.jp/health/m-actuality/index.html

10. アーロン・アントノフスキー. 山崎喜比古, 吉井清子（監訳）. 健康の謎を解く ストレス対処と健康保持のメカニズム. 有信堂. 2001：3-18.

11. 永田勝太郎.〈死にざま〉の医学. 日本放送出版協会. 2006.

12. 波平恵美子. 災害時に注目されるべき健康生成要因—災害後の健康被害を予防するための私論—. 保健医療科学. 2019；68：292-300.

13. 上古天真論篇第一. 顧従徳本「素問」. 日本経絡学会. 1992：6-8.

14. 繁田正子. 健診（人間ドック）における未病の診断と意義. In：今西二郎編. 別冊・医学のあゆみ 未病の医学. 医歯薬出版. 2001：10-5.

15. 移精変気論篇第十三. 顧従徳本「素問」. 日本経絡学会. 1992：32-4.

16. Kawakita K, Shichidou T, Inoue E, et al. Preventive and curative effects of acupuncture on the common cold：a multicentre randomized controlled trial in Japan. *Complement Ther Med.* 2004；12：181-8.

17. Melchart D, Streng A, Hoppe A, et al. Acupuncture in patients with tension-type headache：randomised controlled trial. *BMJ.* 2005；331：376-82.

18. Linde K, Streng A, Jürgens S, et al. Acupuncture for patients with migraine：a randomized controlled trial. *JAMA.* 2005；293：2118-25.

19. Clark CE, Taylor RS, Shore AC, et al. The difference in blood pressure readings between arms and survival：primary care cohort study. *BMJ.* 2012；344：e1327.

20. Tomooka K, Saito I, Furukawa S, et al. Yellow tongue coating is associated with diabetes mellitus among Japanese non-smoking men and women：the Toon Health Study. *J Epidemiol.* 2018；28：287-91.

21. Alraek T, Soedal LIF, Fagerheim SU, et al. Acupuncture treatment in the prevention of uncomplicated recurrent lower urinary tract infections in adult women. *Am J Public Health.* 2002；92：1609-11.

22. Foxman B, Barlow R, D'Arcy H, et al. Urinary tract infection, self-reported incidence and associated costs. *Ann Epidemiol.* 2000；10：509-15.

23. Johansson K, Lindgren I, Widner H, et al. Can sensory stimulation improve the functional outcome in stroke patients? *Neurology.* 1993；43：2189-92.

24. Taylor P, Pezzullo L, Grant SJ, et al. Cost-effectiveness of acupuncture for chronic nonspecific low back pain. *Pain Pract.* 2014；14：599-606.

12. 鍼灸のイメージを修正する

ポイント ●イメージは実際の治療効果にも影響を与えるので臨床鍼灸学の観点からも重要である.

●社会が鍼灸に対して抱くイメージには事実とは異なる部分がある.

●イメージは修正可能だが，虚構のイメージ転換や印象操作をすることは許されない.

●鍼灸に関する正確で新しい情報を発信する仕組みを組織的に構築する必要がある.

1. 受療・未受療の理由から見える鍼灸のイメージ

日本における鍼灸の普及状況と需要の実態を把握するため，筆者らは2005年に全国規模の人口層別化・世帯ランダム抽出による電話調査を実施した[1]. 有効回答者数を20歳以上80歳未満の2,000名に設定し，日本人口を10地域・2性別・3年齢層に層別化して電話調査会社によるランダム・ディジット・ダイアリング（RDD）方式で質問を行った. RDD法は新聞社やテレビ局が世論調査などを行う際などに用いられており，サンプル抽出の際の選択バイアスを小さくする手法である. 半構造化した質問書式（一部自由回答）を用いて**鍼灸受療経験**の有無，対象症状，支出額，保険適用の有無，鍼灸を受けた（あるいは受けなかった）理由などを質問した. その結果，2004年の1年間で鍼灸を受けたことのある回答者は122名（6.1%：男性5.6%，女性6.6%）であった（**表12-1**）. また，一生涯で鍼灸受療経験のある人は32%だった.

この調査によって多くの示唆に富むデータを得ることができたが，ここでは「なぜ鍼灸治療を受けたのか」と「なぜ鍼灸治療を受けたことがないのか」という点に注目して調査結果を紹介する.

まず，2004年の1年間で鍼灸を受療した経験のある122名について，なぜ鍼灸治療を受けたのかという質問に対する回答は，**図12-1**のとおりである. 最も多いのは家族や友人などの受療行動に影響を受けている割合であり（47%），医師の勧め（11%）よりもはるかに多い. 次に多いのは，西洋医学の治療効果に満足できなかったという理由（36%）である. ちなみに鍼灸治療の対象となった症状は，腰痛（43%），頚肩こり（33%），肩痛（8%），膝痛（7%）の順に多く，122名の

表12-1 2004年の1年間に最低1度は鍼灸を受療したことがある日本国民[1]

年齢層	20〜39歳	40〜59歳	60〜79歳	計
男性	3.8% (14/370)	5.9% (21/358)	7.9% (20/254)	5.6% (55/982)
女性	4.8% (17/356)	6.9% (25/362)	8.3% (25/300)	6.6% (67/1018)
計	4.3% (31/726)	6.4% (46/720)	8.1% (45/554)	6.1% (122/2,000)

うち81％は「効果があった」と答えている．質問調査の回答のみで「効果」を議論することは適切でないが，81％という数字から総じて受療者が鍼灸施術の内容または結果に満足していたことが窺われる．

　回答者たちが何に満足あるいは期待して鍼灸を受療したかということに焦点を当てて調査結果を見ていこう．まず注目したいのは，3,5,6,9番目にランクされた受療理由である．これらの回答を選んだ人たちは，鍼灸が，苦痛が少なく，リラックスでき，からだ全体を診て，健康全般に好影響を与え，疾病予防が期待でき，よく話を聞いてくれるという点に，満足感あるいは期待をもっているようである．もちろん現実には叶えられていない場合もあるだろうが，これらが実際の主訴の軽減とは異なる次元において鍼灸を評価している部分であり，その意味では鍼灸に対して抱いている良い**イメージ**と解釈することができよう．

　一方，今までに一度も鍼灸受療経験がない1,361名に対して，なぜ鍼灸治療を受けたことがない

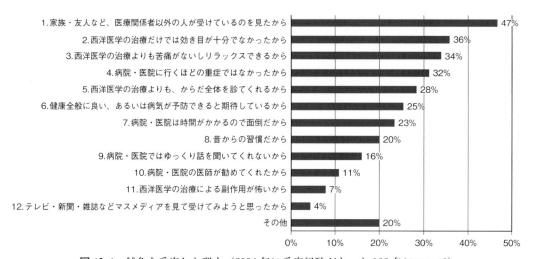

図 12-1　鍼灸を受療した理由（2004 年に受療経験があった 122 名について）

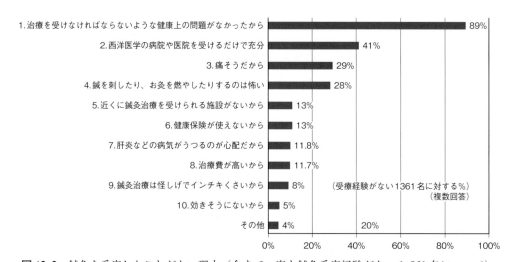

図 12-2　鍼灸を受療したことがない理由（今まで一度も鍼灸受療経験がない 1,361 名について）

表 12-2　受療状況調査結果からわかる日本人が鍼灸に
抱いているイメージ

ポジティブ	ネガティブ
治療時の苦痛が少ない	痛そう
リラックスできる	怖そう
からだ全体を診てくれる	怪しい
健康全般に好影響を与える	インチキくさい
疾病予防が期待できる	効きそうにない
よく話を聞いてくれる	感染するかもしれない

のかを尋ねた結果が**図 12-2**である。鍼灸が，痛くて怖そうで，怪しげでインチキくさく，効きそうにないと思っている人たちが存在していることがわかる。また，健康保険が使えない，あるいは感染が心配といった回答も見受けられる。

　以上の筆者らの全国調査データにもとづくならば，現代日本に暮らす人々が鍼灸に対して抱いているイメージは，おおよそ**表 12-2**のごとくである。悪いイメージの中には誤解も含まれており，それらに対しては正しい情報を発信して啓発していく必要がある。良いイメージについても，もしそれが事実やエビデンスにもとづかないものであれば修正する必要がある。「リラックスできる」，「からだ全体を診てくれる」，「よく話を聞いてくれる」といった評価と期待に対しては，それに応えて実行し，総合的な臨床効果を高められるよう努力すべきであろう。とにかく，人々の鍼灸受療行動には「効く，効かない」といった直接的な要因だけでなく，イメージ，期待，あるいは満足感といった間接的な要因が大きく関与しており，それらはおそらく実際の臨床的効果にも影響を与えていると思われる。

2.　鍼灸受療患者の満足度

　高野らは，日本全国から地域別にランダム抽出した鍼灸院の通院患者 2,210 名を対象として，鍼灸治療に対する**満足度**，および満足度に影響を与える要因について質問調査した[2]。その結果，1,319 名（男性 402 名，女性 897 名，平均年齢 53.9 ± 17.2 歳）から回答を得た（回収率 59.7%）。重回帰分析により鍼灸患者の満足度に影響を与える要因を分析した結果，6 要因が抽出され，満足度への寄与の強さの順に列挙すると，**治療効果**，**施術者の技術**評価，**施術者の信頼度**，**診療室の清潔さ**，**訴え理解度**，**尋ねやすさ**であったという。治療効果や治療技術に関しては主訴の改善に直接つながるという意味で当然の要因であるが，それらに加えて，治療者の雰囲気や治療室の環境も重要であることがわかる。満足度に影響を与える要因は，すなわち鍼灸に対するイメージに影響を与える要因であるため，鍼灸臨床において留意すべき重要なポイントである。

　施術者の手の物理的条件も，患者の満足度に影響するようである。山本らは，鍼灸学系大学生 50 名に対し「**心地よい手**」に関するアンケート調査を実施した[3]。その結果，「心地よい手」は温かい手であり（回答者の 100%），「心地悪い手」は冷たい手（82%）および湿っている手（82%）であったという。このことは，鍼灸受療患者の満足度を左右する要因として，技能や知識の向上だけでは克服できない側面があることを示している。「心地悪い手」に心当たりのある鍼灸師は，患者の満足度を下げないために手を温めたり乾燥させたりする工夫が必要である。

　ところで，患者満足度や医療の質向上のために良かれと思って始まった医療界の動きが逆効果だったケースがある．日経メディカルが 2007 年に実施した医療機関の患者 1,200 名に対するアンケート調査によると，「患者様」という言い方に好感が持てると答えたのはわずか 6.8% であり，好感が持てないと答えたのは 32.3% であった[4]．また，同じく 2007 年に徳田らが実施した病院患者 72 名のインタビュー調査によれば，91.7% が「氏名＋さん」で呼んでほしいと答え，「氏名＋さま」で呼んでほしいと答えた患者はいなかったという[5]．患者中心の医療であることを言葉で表現しようとしたこの試みは，逆にお金をいただくビジネスといったイメージを患者に与えてしまったのかもしれない．

　話が少し逸れたついでにもうひとつ，これは筆者の個人的なイメージではあるが，20 世紀後半と比べて，鍼灸施術中の会話の中で患者が一般の鍼灸受療者のことを話すとき，「お客さん」と呼ぶ頻度が増えたように感じている．これは筆者の思い過ごしなのか，それとも本当に日本ではそうなってきているのか，検証できる手法があるならばするべきであろう．もしそのような傾向が実際にあるとしたら，それは何を意味しているのだろうか．日本の社会のどれくらいが鍼灸を「医療」と位置付け，鍼灸受療者を「医療を受ける患者」と捉えているのだろうか．気がかりなところである．

3. 鍼灸に対する信頼と愛着

　東アジアの伝統医療である鍼灸を，その国や地域に暮らす人々がどれくらい**愛着**を持ち**信頼**しているかということは，治療効果の実感とは必ずしも同じではない次元で鍼灸**受療行動**に大きく影響していると思われる．たとえば，前述の筆者らの調査結果において，鍼灸を受療した 20% の人たちが「昔からの習慣だから」と答えている（**図 12-1**）．このことは，エビデンスだけでは説明できない地域に暮らす人たちの歴史や生活文化をも包含した受療行動があることを示している．この行動の中には信心やまじない等，医学の範疇とされない側面も含まれるだろうが，医学の領域内においても伝統医療を利用する人々の想いとエビデンスを切り離すのは現実には難しい．もちろんエビデンスにもとづいて無効あるいは有害であることが確定した場合は受療行動を中止させるべきであるが，他の医療手段と比較して効果や安全性に優劣がつかない場合は，患者の価値観（治療法に対する愛着を含む）を尊重すべきであろう．

　徐らは，日本と中国の鍼灸受療患者それぞれ 100 名を対象として鍼灸に関する質問調査を実施した[6]．その結果，「効果がありそう」，「気持ち良さそう」，「身体にやさしい」，「難病を治せる」などのイメージをもつ人の割合は中国人に多く，「痛そう」，「非科学的」，「治療費が高そう」というイメージは日本人に多かった．特に「難病を治せる」に関しては日中間に大きな差があった（**図 12-3**）．総じて中国の鍼灸受療患者のほうが鍼灸に対して良いイメージを抱いている．回答者たちは鍼灸受療患者であるため，これらのイメージは単なる想像ではなく，実体験にもとづいて構築された部分も大きいと思われる．

　韓国においては，伝統医学を前面に打ち出した「ホジュン」や「宮廷女官チャングムの誓い」といった韓流ドラマが高視聴率を誇り，頭部に鍼を刺入したまま囲碁のアジア大会に臨んだ棋士を報じたニュース[7]が話題になるなどしている．

　このような，中国や韓国の人々の鍼灸に対するポジティブなイメージ，すなわち治療や治療者に

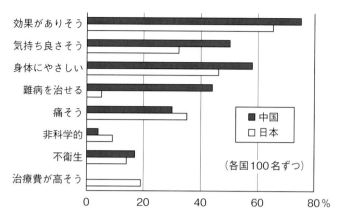

図 12-3 日本と中国の鍼灸患者が鍼灸に抱くイメージの比較（徐らによる調査結果[6])）

対する信頼と愛着は，治療そのものの持つ特異的効果にプラセボ効果やリラックス効果を上積みし，総合的により大きな臨床効果を生み出すであろう．

4. イメージの転換

　日本人の鍼灸に対するイメージは，日本において鍼灸を伝承してきた歴史的背景を考えると，過小評価されている気がしてならない．鍼灸の持つ独特な時間，空間，思想，文化は，日本人，特に日本の高齢者が好む要素を多く含んでいる[8])．それにも関わらず十分に良いイメージを持たれていないように感じるのは，コストなど現実的な障壁が存在するものの，おそらくそれだけではなく，明治維新とともにドイツ医学を導入した日本の徹底的な西洋科学教育の方針も無縁ではないと筆者は考えている[9])．100 年以上にわたって東洋的思想や東アジア的生活文化を尊重する教育にブランクを作ってしまった日本が，伝統医療・民族医療である鍼灸のイメージを中国や韓国のようにポジティブに変えていくには長い時間が必要かもしれない．しかし一方で，現代においては教育プログラムやマスメディアを通して，物事に対するイメージは以前よりも容易に変わり得る可能性がある．

　寺田らは[10])，鍼治療受療経験のない若年者を対象として，鍼治療の効果，メカニズム，施術内容，器具，施術環境などに関する Q&A 方式の印刷物や VTR の教材を用いた教育プログラムを実施した．その結果，鍼灸に関する知識，恐怖・不安・不信感，態度のいずれの項目についても教育プログラム実施後に，独自に作成した尺度の得点が有意に改善したという．また，今世紀になって灸に対する市場のイメージは大きく変化し，「熱い」「高齢者」「古くさい」「おしおき」などのイメージは消え去りつつあり，「手軽」「リラックス」「おしゃれ」「きれい」「温まる」「女性」といったイメージへと劇的に転換したように見える[11-13])．おそらくはマスメディアを巻き込んだ艾メーカーと一部の鍼灸師の熱心な PR 活動が背景にあるのだろう．

　このように，効果的な教育プログラムやメディア戦略を利用しながら積極的に働きかければ，人々の鍼灸に対するイメージは短期間で変えられる可能性がある．ただし，虚構のイメージ転換や印象操作をすることは許されない．有効性・安全性のエビデンスや歴史・文化的な背景に見合った，適正で妥当な鍼灸のイメージに修正するというのが本道である．

5. 適切な情報発信とイメージの構築

　鍼灸に対して良いイメージが広がることは望ましいが，上述したとおり，それが事実や科学的エビデンスに反するような虚構であってはならない．それでは今日の日本において，事実に見合った適正なイメージが構築されるような情報が，社会に対して適切に発信されているだろうか．

　中田[14]によると，日本の5大新聞（朝日，毎日，読売，産経，日本経済）とNHKテレビが伝えた「鍼灸」を含む記事の数は1980年代から2000年代にかけて15倍に増加したという．しかし2009年1年間の記事・報道の内訳は，「商品・学校・イベント」が38％と最も多く，「事件・事故」の23.9％がこれに続き，「臨床での鍼治療の活用・応用」が18.5％で3位である．「科学的根拠」に至っては3.3％に過ぎない．一方，同様の米英メディアにおける鍼灸関連記事の内訳は，首位は「臨床での鍼治療の活用・応用」で85.8％，次いで「科学的根拠」が76.1％であった[14]．日本と米英の違いは歴然であり，日本のメディアは鍼灸のエビデンスに関する情報をほとんど伝えていないのである（**図12-4**）．

　世界的に見れば**鍼灸の情報化**の動きは加速しており[15]，もちろんその中には（良質のものも拙劣なものもあるにせよ）ランダム化比較試験にもとづくエビデンスが含まれている．それにもかかわらず，日本のメディアでは鍼灸学校の広告記事や鍼灸に関連した事件ばかりが目立ち，鍼灸の有効性を科学的手法で検証した研究やその臨床応用例をほとんど伝えていない（**図12-4**）[14]．このことが，鍼灸の本当の姿と社会が抱いているイメージとの間に大きなギャップをもたらす主因のひとつではないだろうか．もしそうだとしたら，広告記事ばかりを発信している鍼灸学校や科学的根拠を紹介しようとしないメディアばかりを責めるのではなく，鍼灸に関する正しい情報を有している学会，教育研究施設，業団体などが，いつでも鍼灸に関する正確で新しい情報を提供できるような仕組みを構築しなければならない．

　鍼灸の**情報発信**の適切な仕組みを作ることは当面の課題である[16]．関連学会，業団体，および

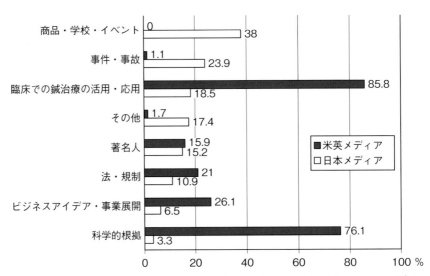

図12-4　日本メディアと米英メディアによる鍼灸記事のトピック別分類（中田のデータ[14]をグラフ化）

教育研究施設は，鍼灸がどのような治療でどの程度のことがわかっているのか，イベント，ホームページ，SNS などを通じて医療者や社会に情報発信することができる．しかし，情報の受け手のニーズやヘルスリテラシーは多様であり，必ずしも正確な情報が伝わるとは限らないし，正確なエビデンスだけ示しても受け手にその意味を読み解いてもらえない場合が少なくない[17]．発信された情報を十分に理解し，個々の受け手の状況に合わせて説明できるような技能を鍼灸師が身に着けられるような卒前・卒後教育のプログラムも必要である[18]．また，誤情報が発信された場合も急速に広がる恐れがあるため，関連学会や教育研究機関がチェックと修正を行う機能を持たなければならない．このような諸々のことを考えると，正確な情報を発信し，それを正確に受け止めてもらって，そこから社会が鍼灸について事実と隔たりのないイメージを抱くようになるまでには，相応の時間と労力がかかると思われる．森ノ宮医療大学鍼灸情報センター（mumsaic. jp）はこのような状況を踏まえて設置されたが，継続して上述のような役割を果たしていくことの難しさを痛感しているところである．

　まずは鍼灸に関して多くの人たちが抱いている，事実と異なるイメージを修正することから始めるべきであろう．**表 12-2** に挙げた鍼灸のネガティブなイメージが修正されるだけで，鍼灸受療の動機や受療時の気構えは大きく変わる．イメージは，心理的メカニズムを介して実際の治療効果にも影響を与えるので，鍼灸臨床の観点からも重要なのである．

参考文献

1. 山下仁，津嘉山洋．日本の成人鍼灸受療者に関する全国規模電話調査 2005．全日本鍼灸学会雑誌．2006；56：503．
2. 高野道代，福田文彦，石崎直人，他．鍼灸院通院患者の鍼灸医療に対する満足度に関する横断研究．全日本鍼灸学会雑誌．2002；52：562-74．
3. 山本まりこ，島岡里名，廣正基，他．よりよい治療者の手に関する検討．全日本鍼灸学会雑誌．2005；55：389．
4. 吉良伸一郎，富田文．「患者様」に好感持つ人はわずか．Nikkei Medical．2007 年 6 月号：58．
5. 徳田安春，吉岡泰夫，相澤正夫，他．「〜さま」と「〜さん」：患者敬称の使い方についての患者医師双方への調査研究．プライマリ・ケア．2008；31：20-5．
6. 徐蓉，鎌田文聰，加藤義男，他．患者に対する針灸治療の有効性に関する日中比較研究．岩手大学教育学部附属教育実践総合センター研究紀要．2005；4：183-99．
7. 頭に針を刺したまま対局 アジア大会囲碁・韓国選手．asahi.com．2012 年 12 月 2 日．（www.asahi.com/igo/topics/TKY201012020296.html）
8. 山下仁．高齢者医療における鍼灸の役割．日本老年医学会雑誌．2014；51：132-4．
9. Yamashita H. Complementary and alternative medicine in Japan：imitation and originality. *Focus Alternat Complement Ther*（FACT）. 2004；9：3-4.
10. 寺田和史，和田恒彦，宮本俊和．鍼治療に対するイメージおよび受療態度変容プログラムの適用．全日本鍼灸学会雑誌．2002；52：115-22．
11. きれい 自分で「お灸」安らぐ夜．讀賣新聞（夕刊）．2010 年 11 月 24 日：5 面．
12. お灸女子 増えてます．NHK あさイチ．2012 年 1 月 12 日放映．
13. 近畿の底ぢから お灸女子熱〜い視線．朝日新聞（大阪）．2012 年 12 月 1 日：35 面．
14. 中田健吾．日本メディアと米英メディア 鍼灸記事に明らかな違い．医道の日本．2010；800 号記念特集号：76-8．

15. 津嘉山洋，山下仁．Evidence-Based Acupuncture. 全日本鍼灸学会雑誌．2001；51：590-603.

16. 山下仁．鍼灸の 情報発信 いまひとつ．鍼灸 OSAKA．2013；28：55-9.

17. 山下仁．多様な受け手に鍼灸情報を配信することの難しさ．鍼灸 OSAKA．2014；30：117-8.

18. 山下仁，紀野江理（聞き手）．鍼灸臨床研究のアウトラインと情報発信について．鍼灸 OSAKA．2018；33：453-65.

コラム 5 　「お灸女子」に見るイメージ戦略〜「おしおき」から「おしゃれ」へ

2012 年 1 月 12 日に NHK 総合テレビ「あさイチ」で，「お灸女子 増えてます」と銘打った灸に関する 10 分余りの特集が放映された．昔ながらの透熱灸ではなく，一般向けの貼り付け型間接灸の製品を紹介したこの番組に映っていたのは，女性向けのボディケア商品を扱う雑貨店の商品棚に並ぶ，垢抜けたパッケージの多彩な間接灸製品だった．さまざまな香りを楽しめるアロマ灸や症状別に分けてデザインされた可愛らしい小箱は，若い女性に「おしゃれ」と感じさせ，また「どれを買おうかな」という選ぶ楽しみも与えてくれそうであった．

パッケージの中身の間接灸そのものもカラフルであり，「苦痛を伴う治療」や「高齢者が受けるもの」といったイメージはまったくない．購入者層は 20 代から 30 代が中心であると店員は答える．番組ではさらに「お灸のとりこです」と自称する 37 歳の女性を取材し，自宅で貼り付け型の間接灸を行っている風景を映していた．彼女は鍼灸院で灸の効果に感激してから自分で毎日施灸するようになり，持病の頭痛が改善したという．さらに，灸メーカーが銀座にオープンしたショールームで実施しているお灸セミナーが紹介され，専属鍼灸師が美容効果を狙った取穴や間接灸の方法などについて丁寧に説明していた．

灸のイメージが大きく転換した背景には，灸メーカーによるイメージ戦略の成功があったと思われる．灸メーカーは以前からテレビのコマーシャルや雑誌・新聞の広告などで「熱くない」「手軽」のイメージを打ち出していたが，近年ではさらに「おしゃれ」「きれい」「たのしい」といった，より若い女性が振り向きがちなイメージを強調しているように見える．イメージ転換の象徴のひとつは 2009 年に銀座にオープンした灸のショールームである．瀟洒なつくりの店舗と，カラフルなパッケージの灸商品，楽しげなギフト用の灸セット，そしてそこで行われる実演セミナーにより，灸のことを何も知らない若い女性層でも「お灸はおしゃれで楽しそう」という，アロマセラピーに近いイメージを抱くであろう．白を基調とした店内は従来のお灸のイメージを変え，化粧品を選ぶ感覚でお灸を選び，セルフケアを始める人が増えたという[1]．

これらの動きに呼応して，おしゃれな灸指南本が発刊されるようになったが，それらの書籍のカバーも女性の写真や可愛らしいイラストが描かれ，いかにも女性向きである．新聞には灸メーカーによる一面広告が数回にわたり掲載され，しかもその広告では「お灸検定」[2]という Q&A 形式で，購読者に印象と記憶を強く残す工夫がなされている．新聞や女性向け雑誌は，若い女性患者の治療に灸を用いる女性鍼灸師の取材記事をしばしば掲載するようになった．福岡の大手雑貨店では，2013 年 3 月の灸関連商品の売り上げが前年の 20 倍を記録したそうである[3]．

20 世紀後半まで，灸は治療に有効であると信じられる一方で，「おしおき」，「年寄りくさい」，「大きな痕が残る」といったネガティブなイメージが付きまとっていた．「おしおき」から「おしゃれ」への短期間で劇的なイメージ転換は，メーカーの工夫と努力が実ったことと，それをメディアが加速させたことが背景にあると思われる．

文献

1. 岸本和可子，お灸の魅力〜社会はお灸に何を求めているか〜，全日本鍼灸学会雑誌，2014；64（別冊抄録号）：84.
2. はじめてのお灸検定（せんねん灸広告），朝日新聞，2013 年 3 月 27 日.
3. 福岡に「お灸女子」ブーム？－インキューブで売り上げ前年 20 倍に，天神経済新聞，2013 年 5 月 30 日.

13. 鍼灸のグローバル化と標準化に備える

ポイント
- ●鍼灸はグローバル化しているが，それは日本鍼灸ではなく中医鍼灸である．
- ●グローバル化に伴って，データベースの拡充などによる鍼灸の情報化が加速している．
- ●日本鍼灸はグローバル化に伴う国際標準化の動きに翻弄され，関係者は疲弊している．
- ●国際標準化は国内の鍼灸の盛衰に影響を与えるが，日本は対応のための予算も人材も不足している．
- ●日本鍼灸の多様性は国際標準化において弱点でもあるため，公式の共通部分を明確化し，個々の技法を定義し，英語表記を決めることが急務である．

1. グローバル化した鍼灸

今や鍼灸は洋の東西を問わず，一定の**受療率**を保っている（**表 13-1**）[1-8]．医療保険についても中国[9]や韓国[10]はもちろんのこと，ドイツの公的医療保険では慢性腰痛と膝痛[11]，米国のメディケアでは慢性腰痛について[12]，鍼治療が適用されている．研究では基礎，臨床ともに欧米から発信された論文が有名学術雑誌に掲載されていることは周知のとおりであり，アメリカ合衆国の国立補

表 13-1　国民の鍼治療の年間受療率（過去 1 年間に受けたことがある人）

国　名	利用率	調査年	文　献
日本	6.7%	2001	Yamashita, et al. 2002 [1]
	4.8～6.7%	2003～2006	Ishizaki, et al. 2005 [2]
	6.1%	2005	山下ら. 2006 [3]
	4.9%	2014	矢野ら. 2015 [4]
アメリカ合衆国	1.7%	2012	Cui, et al. 2017 [5]
イギリス	1.6%	2001	Thomas, et al. 2001 [6]
	3%（グラフ読取）	2005（England）	Hunt, et al. 2010 [7]
オーストラリア	9.2%	2005	Xue, et al. 2002 [8]

表 13-2　日米英国の鍼治療者が基本としている理論

	日本	アメリカ合衆国	イギリス（鍼灸師）	イギリス（医師）
1 位	東西折衷（41%）	中医学（72%）	中医学（90%）	西洋医学（90%）
2 位	伝統経絡（23%）	五行論（7%）	五行論（53%）	中医学（10%）
3 位	西洋医学（19%）	日本式（5%）	日本式（9%）	五行論（4%）
4 位	経絡中医折衷（7%）	トリガーポイント（3%）（グラフ読取）	西洋医学（8%）	
文献	小川ら, 2011 [13]	Fabrey ら, 2003 [14]	Hopton, et al. 2012 [15]	Hopton, et al. 2012 [15]

完統合衛生センター（NCCIH），オーストラリアの国立補完医学研究所（NICM），ノルウェーの国立補完代替医療研究センター（NAFKAM）など，鍼治療を重視している国立研究施設も少なくない．

　このように，鍼灸，少なくとも鍼治療は，すでに**グローバル化**していることがわかる．ただし，**表13-2**からもわかるように，グローバル化しているのは中国発の**中医鍼灸**であり，**日本鍼灸**ではない．

2.　グローバル化に伴う鍼灸の情報化

　鍼灸のグローバル化に伴って，母国語や専門領域が異なる人たちも鍼灸の情報にアクセスするようになった．そこで必要となったのは，情報のデータベース化であり共通言語であった．活字しかなかった時代の論文も含め，今日では鍼灸の学術情報やエビデンスは電子化され，PubMed や Cochrane Library などの医学文献データベースで容易に検索できる．また，WHO 西太平洋地域事務局による**経絡経穴のコード化**によって，漢字が読めない国の人たちとも経絡や経穴の情報の共有と議論が可能になった．すなわち，鍼灸はグローバル化に伴って**情報化**も加速したのである[16]．

　しかし一方で，英訳やコード化による鍼灸の共通言語化は，オリジナルの言語や手取り足取りでなければ伝わらない鍼灸独特の技術や思想のニュアンスが削ぎ落とされ，大まかな中核のみが情報化されている側面があることも否めない．そしてその中核とは中医鍼灸であり，削ぎ落とされてしまった部分に日本鍼灸が含まれているという印象がある．また，グローバル化に伴って情報化された鍼灸は，エビデンスやメカニズムなど science の要素を共有することは比較的容易だが，技術や感性といった art の要素を伝えたり共有したりすることはいまだできていないのが現状である[17]．

　このように，鍼灸のグローバル化と鍼灸の情報化は，双方が相互作用的に加速をさせつつも，情報化だけで鍼灸の技術や本質が世界共通のものとなるわけではないと思われる．

3.　グローバル化に伴う国際標準化の動き

　グローバル化に伴うもうひとつの当然の成り行きは**標準化**である．人やモノや情報が国境を超えて行き来する頻度が高くなると，国ごとに基準が異なるのは不便である．そこで，現代社会は様々なモノやサービスを**国際標準化**して，どこの国においても，あるいはどこの国の製品を使っても不都合が生じない状況に近づけようとしてきた．たとえば A 国で作られた X 号のボルトは B 国で作られた X 号のナットにぴったり合う必要がある．

　鍼灸領域で言えば，前述の経穴の国際コード化に加え，2000 年代には経穴の位置に関しても日本・中国・韓国の間で異なっていた部位について議論の末に合意が得られ，『WHO Standard Acupuncture Point Locations in the Western Pacific Region』（2008）が発刊された．国際的に標準化された経穴のコードと位置はすでに鍼灸学校の教科書に反映されている．

　モノやコトを国際標準化することによって便利になる点は多く，最低限の品質を保証することになるので安全性も向上する．しかし，今までやってきたことを変えて新しい基準に適合させる際には，一次的に不便や混乱が生じたり労力や資金が必要となったりする．さらに，どの国の現状をベースにして国際標準化するのかという議論になると，そこには国益が絡んだ政治的な競争や交渉

も生じるため，鍼灸の国際標準化だからといっても鍼灸関係者だけで決められるものではなくなる．2000 年代から日本の鍼灸界や漢方界もこの大きな渦に巻き込まれ，標準化作業が本職ではない鍼灸の研究者たちはすっかり疲弊してしまった．

4. 鍼灸関連器具の国際標準化

鍼灸針については近年まで国際標準どころか日本国内でも統一基準がなかった．しかし，2005 年から改正薬事法が施行され，鍼灸針が「**指定管理医療機器**」として分類されるためには厚生労働省に登録された第三者認証機関に認証される必要が生じた．このような背景があって 2005 年に制定されたのが「単回使用ごうしん」の**日本産業規格**（JIS，制定当時は日本工業規格）である（この規格では平仮名表記「ごうしん」が正式）[18]．この規格は，物理的要求事項（鍼体材料，潤滑剤，外観，清浄度），化学的要求事項（抽出物の酸・アルカリ，溶出金属物の制限），寸法の許容差（外観，線径許容差，鍼長許容差），性能（引抜き強さ），包装・表示などの基準を定めている．

国際標準化機構（ISO）の「減菌済み単回使用鍼（Sterile acupuncture needles for single use）」が発行されたのは 2014 年である[19]．2007 年から模索が始まってここに至るまでには怒号の飛び交う会議など波乱の経緯があるが，それらを記すことが本書の目的ではないので，具体的な詳細は他の文献を参照されたい[20-25]．ここで強調しておきたいのは，たとえ日本で先行して制定された JIS であっても，原則として ISO との整合性が求められるということである．事実，ISO 規格が発行されて後に単回使用ごうしんの JIS は改正され[26]，その主な目的と内容は JIS に包含される鍼が ISO 不適合にならないためであり，適用範囲から試験方法に至るまで大きく変更されている[27]．

このように，ISO で鍼灸に関わる取り決めが採決されると，その数年後には日本鍼灸の用具と製法，鍼灸用語，さらには教育や診察・治療方法も影響を受ける可能性は否定できない[28]という懸念がある．2019 年現在，ISO 規格化されている鍼灸関連器具は減菌済み単回使用鍼（2014 年），灸機器の要求事項（2015 年）などであり，規格化を目指して議論されているのは鍼電極低周波治療器（いわゆる鍼通電機器），単回使用皮膚鍼，単回使用埋線鍼，経穴レーザー照射デバイスなど年々増加している[29,30]．これら多くの議案に対応できる委員を年に何度も開催される国際会議に送り出すことは，日本の東洋医学界にとって容易なことではない．そのため，限られた一部の鍼灸・漢方の研究者およびメーカー社員に負担が集中してしまっている．

5. 利権とプライドが絡む国際標準化

鍼灸領域の国内標準化について，中国は 1980 年代から着手しており，鍼灸針，経穴，耳穴については もとより，鍼灸手技（耳鍼，艾灸，三稜鍼，皮内鍼など）についても多くの国家標準（GB）を作成し，公布している[31,32]．おそらく中国としては，これらの GB をベースとしてまず**世界鍼灸学会連合会**（The World Federation of Acupuncture-Moxibustion Societies，WFAS）で標準を作成し，理想としてはそれらをそのまま ISO 規格として提案し決議まで持ち込みたいのであろう．前述のとおり ISO 規格ができてしまうと，各国の鍼灸の用具，用語，技術に大きく影響を受ける可能性があるため，ベースになった国家標準をもつ国が最も有利になる．そこで，長い歴史の中で独自の鍼灸のスタイルを構築し，中国と同じく国内に鍼灸針メーカーを抱えている日本と韓国は，

自国の鍼灸の方式や鍼灸製品が不利にならないよう，懸命の議論と交渉を行ってきた．単に会議の際に理路整然とした発言を行うだけでなく，会議以外での情報交換や，国内の関係省庁との相談，前回の議事録が正しく書かれていないのをチェックして指摘するなど，あらゆる方面に気を配りながら活動する必要があるため，その役割を長く担当すると疲弊してしまうのである．

　ISO に関する動向の中で，中国が日本と韓国の神経を逆なでしたことのひとつは，ISO に作られた新しい**専門委員会**（Technical Committee, **TC**）の名称である．設置された順番に番号が振られ暫定的に TC249 と呼ばれていた委員会の名称を「**TCM**」すなわち**中医学**という名称で申請したのである．TC249 が正式に「TCM」という専門委員会になれば，日本鍼灸や漢方，そして韓医学は，中医学の中の一分類という位置づけになりかねない．そうなれば，直接的な利権だけでなく，中医学以外の東洋医学領域に携わる者たちのプライドにも関わることであるため，日韓は激しく抵抗したが，結局，各国の投票の結果この委員会の正式名称は「TCM」となった．

6. 鍼灸・漢方の国際標準化における日本の弱点

　中国には中国伝統医学の，韓国には韓国伝統医学の関連事案を取り扱う国の部署が，独立した局として，あるいは省庁の部局として存在する．しかし日本にはそのような国の部局は存在しない．ISO 関連で国家間が連絡を取る場合，中国や韓国は国の部署に連絡すればよいが，日本にはそのような国の機関や部署がないので，当該領域の学術団体の集合体である日本東洋医学サミット会議（The Japan Liaison of Oriental Medicine, JLOM）が窓口を代行している（**表 13-3**）．日本の省庁に独立した関連部局がないことからもわかるように，伝統医学に対するわが国の予算投入や人材派遣は中韓と比べて大きな差が存在する．

　日本国内の現状と合わない形で鍼灸領域の ISO 規格が決まっていけば，海外輸出の際に支障が生じるだけではない．ISO と JIS に関わった鍼灸針メーカーの担当者は，「規格が変われば製造者は製品（鍼）を変え，施術者は施術方式を変え，被施術者は効果や印象が変わる可能性があり，（中略）高品質な製品や高度な施術であったとしても国際標準化に対応できなかった場合，世界市場から淘汰されるだけでなく，それが国内の JIS 規格や基準に反映されれば国内市場も変化や縮小

表 13-3　日本東洋医学サミット会議（JLOM）を構成する学術団体（jlom.umin.jp）

フルメンバー	一般社団法人　日本東洋医学会
	公益社団法人　全日本鍼灸学会
	一般社団法人　和漢医薬学会
	一般社団法人　日本生薬学会
	北里大学 東洋医学総合研究所
	富山大学 大学院医学薬学研究部和漢診療学講座
	日本歯科東洋医学会
	日本伝統鍼灸学会
	公益社団法人　東洋療法学校協会
	公益社団法人　日本鍼灸師会
	公益社団法人　全日本鍼灸マッサージ師会
	鍼灸学系大学協議会
サポーター	日本漢方生薬製薬協会

表 13-4　国際標準化会議で顕在化した日本の東洋医学界の弱点

漢方界と鍼灸界の接点が狭い
　漢方医（医師）と鍼灸師（はり師・きゅう師）の情報共有と共通認識ができていない
行政当局に伝統医学の部門がない
　国立の伝統医学センターや東洋医学研究所がない
　厚生労働省や経済産業省に伝統医学の部局がない
Traditional Japanese Medicine（日本伝統医学）の定義が曖昧
　特に「日本鍼灸とは何か？」という問いに対する公式の返答が明確に用意されていない
　個々の道具や技法の分類・定義・英語表記ができていない

する可能性も否定できない」ことを実感したと述べている[27]．

　ISO だけでなく，2019 年には**国際疾病分類 ICD-11** に伝統医学の章が加わり，東アジア伝統医学の証が疾病分類として登録できるようになった．このことにより，鍼灸や漢方の臨床活用や実態調査が推進される一方，エビデンスが確立されていない診断治療を含めることや生薬のための動物乱獲の懸念などから強い反論もあり，賛否両論の状況である[33,34]．その詳細はさておき，たとえば ICD-11 に含まれている**経絡病証**[35,36]のことを，日常臨床に携わる日本の鍼灸師の果たして何割が意識して自分の症例を当てはめてみるだろうか．あるいはそれ以前に，ほとんど病院の外で活動している日本の鍼灸師が，どれくらい ICD-11 の経絡病証分類に参画するだろうか．中国や韓国との違いだけでなく，日本国内における鍼灸と漢方の立場の違いも痛感させられるような標準化の動きが今も続いている．

　このような標準化の動きの中で，**日本鍼灸**の特徴としてしばしば強調される「**多様性**」[37]は明らかに裏目に出ている．標準化の国際会議で「日本鍼灸は多様である」ということを強調することは，「日本鍼灸は国内で一定の公式なコンセンサスを形成するに至っていない」と捉えられかねないからである．日本鍼灸は，多様性を重要な特徴として臨床における鍼灸の広い応用範囲を保ちつつも，対外的に公式に提示できるような，多様性の中にある共通部分を明確化しなければならない[38]．そのためには，診断治療の技法だけでなく，日本鍼灸の思考の根底に流れる身体観，哲学，職人魂，あるいは倫理観といった曖昧なものにも光を当て，何をもって日本鍼灸のアイデンティティーと呼べるのかについて合意を探る努力が求められる[38]．また，日本鍼灸では日常臨床で用いられる鍼の技法の名前や定義が明確でないものも多いため，ひとつひとつの名称と定義を決め，それが英語でも表記できるようにし[39]，その用語集を作成するといった作業が急務である[40]．本来このような国内での標準化は，鍼灸の教科書が出版される時点で着手されていなければならなかった作業であろう．

　鍼の標準化の初期の段階に関わって戦線離脱した筆者が，このストレスフルな国際会議の中で実感した日本の東洋医学界の弱点を**表 13-4** に列記しておく．

7.　標準化の動向に無関心な日本の鍼灸師

　多くの産業界では，国際市場でのビジネスに国際標準戦略が不可欠であるとされており[41]，ISO 規格の作成は品質や安全性の保証といった消費者の保護だけでなく，主導権を握ればビジネスとして有利になる．もし最悪のシナリオで話が進んで，日本鍼灸の押し手，透熱灸，艾の製法などが鍼

灸の国際標準から外れた行為となってしまっても，日本は独自にやっていくのだから関係ないと考えている鍼灸師は多いかもしれない．しかし，国際標準に適合しないモノやコトは，徐々に日本国内でも社会や行政から不利な扱いや変更を迫られるようになり，いずれ衰退あるいは消滅していくという可能性はゼロではない．それを回避するためには，国際標準作成の交渉において日本鍼灸のモノやコトのひとつひとつに科学的な裏付けがあることを示すデータを準備しておかなければならないが[42,43]，まずは，日本の鍼灸関係者が日本の鍼灸を取り巻く国際情勢を正確に認識し，日本国民および海外の人々に向けて現状を発信して日本鍼灸の支援者となってもらう必要性があることが指摘されている[44,45]．

　それでは，現実にどれほどの日本鍼灸の臨床家，教育者，研究者がそのような認識や危機意識をもっているだろうか．2012年，漫画雑誌ビッグコミックの「ゴルゴ13」で，2回にわたって日中韓のISO問題を主題としたストーリーが掲載された[46,47]．フィクションとして暗殺なども起こるが，いわゆる元ネタとなっている鍼灸ISO実情については細かく描写されており，よく調べ上げたものだと感心した．しかし，当時そのことを話題にしたウェブ上の掲示板では，「日中韓の鍼灸主導権争いという今回の設定は無理がある，とうちの鍼灸の先生がいってた」といった書き込みも見られた．遅くとも2010年には鍼灸関連のメディアでしばしば取り上げられるようになっていたが，日本の鍼灸師はISO事情をあまり知らないし無関心だったという印象がある．

　2016年に茨城県つくば市で開催された**WFAS** Tokyo/Tsukuba 2016では，日本の鍼灸のさまざまな流派が一堂に会して海外からの参加者に対して実技を披露し，大いに関心を集めた．このような情報発信活動は，今や国際会議を開かなくてもSNSで動画をアップロードするだけで可能である．グローバル化と標準化によって患者や鍼灸師が受ける恩恵はあるが，逆に，失ってはならないローカルな要素（歴史，伝統，地域文化，体質，習慣など）もある．それらを情報化の波に乗せ国内外に発信し，多くの人に知ってもらう必要がある．流派や業団体が大同団結することも，国にさらなる支援を求めることも重要だが，まずは日本鍼灸が国際的にどのような立場に置かれつつあるのか，鍼灸師たちが現状を知ることから始めなければならない．今取り組むべき真の課題は日本伝統医学を取り巻く国際状況に対する「国内の無知・無関心・無行動という名のエゴイズム（利己主義）の克服」であるという指摘[28]は，日本の東洋医学に携わる者すべてが心に留めておくべきであろう．

参考文献

1. Yamashita H, Tsukayama H, Sugishita C. Popularity of complementary and alternative medicine in Japan：a telephone survey. *Complement Ther Med.* 2002；10：84-93.
2. Ishizaki N, Yano T, Kawakita K. Public status and prevalence of acupuncture in Japan. *Evid Based Complement Alternat Med.* 2010；7：493-500.
3. 山下仁，津嘉山洋．日本の成人鍼灸受療者に関する全国規模電話調査2005．全日本鍼灸学会雑誌．2006；56：503.
4. 矢野忠，坂井友実，安野富美子，他．我が国における鍼灸療法の受療状況に関する調査 年間受療率と受療関連要因（受けてみたいと思う要因）について．医道の日本．2015；74（8）：209-19.
5. Cui J, Wang S, Ren J, et al. Use of acupuncture in the USA：changes over a decade（2002-2012）. *Acupunct Med.* 2017；35：200-7.

6. Thomas KJ, Nicholl JP, Coleman P. Use of expenditure on complementary medicine in England：a population based survey. *Complement Ther Med*. 2001；9：2-11.

7. Hunt KJ, Coelho HF, Wider B, et al. Complementary and alternative medicine use in England：results from a national survey. *Int J Clin Pract*. 2010；64：1496-502.

8. Xue-CCL, Zhang AL, Lin V, et al. Acupuncture chiropractic and osteopathy use in Australia：a national population survey. *BMC Public Health*. 2008；8：105.

9. 朱江，金春蘭，野口創，他．中国における鍼灸医学の現状について．全日本鍼灸学会雑誌．2011；61：138-43.

10. 曹基湖．韓国の事情．全日本鍼灸学会雑誌．2010；60：362.

11. 北川裕康，蒔耕司．ドイツ鍼灸事情 2008．全日本鍼灸学会雑誌．2009；59：39-46.

12. Centers for Medicare & Medicaid Services. Decision Memo for Acupuncture for Chronic Low Back Pain（CAG-00452N）. https：//www.cms.gov/medicare-coverage-database/details/nca-decision-memo.aspx?NCAId=295.

13. 小川卓良，形井秀一，箕輪政博．第 5 回現代鍼灸業態アンケート集計結果【詳報】．医道の日本．2011；70（12）：201-44.

14. Fabrey LJ, Cogdill KS, Kelley JA. A national job analysis：acupuncture and Oriental medicine profession. Applied Measurement Professions, Inc. & National Certification Commission for Acupuncture and Oriental Medicine. 2003：1-29.

15. Hopton AK, Curnoe S, Kanaan M, et al. Acupuncture in practice：mapping the providers, the patients and the settings in a national cross-sectional survey. *BMJ Open*. 2012；2：e000456.

16. 津嘉山洋，山下仁．Evidence-Based Medicine と鍼灸研究．全日本鍼灸学会雑誌．2000；50：415-23.

17. 山下仁．欧米における Acupuncture 事情と日本鍼灸の課題．全日本鍼灸学会雑誌．2006；56：703-12.

18. JIS T 9301 単回使用ごうしん（毫鍼）．平成 17 年 3 月 25 日制定．日本規格協会．2005.

19. Sterile acupuncture needles for single use. International Organization for Standardization. 2014：ISO 17218：2014［E］.

20. 山下仁，形井秀一．滅菌済み単回使用鍼の国際規格作成のためのフォーラム in 韓国．医道の日本．2007；66（8）：5（口絵）.

21. 関隆志，津谷喜一郎，統合俊宏，他．ISO における伝統医学の国際標準化へのわが国の取り組みの問題点．鍼灸 OSAKA．2010；26：199-200.

22. 東郷俊宏．ISO における鍼灸領域の国際標準化 2009-2012．全日本鍼灸学会雑誌．2013；63：26-31.

23. 東郷俊宏．鍼灸領域の国際標準化．漢方と最新治療．2013；22：29-35.

24. 東郷俊宏，木村友昭，形井秀一，他．国際標準化と日本鍼灸－国内規格と ISO －（第 4 回 ISO/TC249 全体会議報告）．全日本鍼灸学会雑誌．2014；64：90-103.

25. 木村友昭．鍼に関する初めての ISO 規格 滅菌済単回使用毫鍼の国際基準とは．医道の日本．2014；73（7）：48-9.

26. JIS T 9301 単回使用ごうしん（毫鍼）．2016 年 10 月 1 日改正．日本規格協会．2016.

27. 中野亮一．ISO 17218：2014 発行に伴う JIS T 9301 単回使用毫鍼の改正．全日本鍼灸学会雑誌．2016；66：2-13.

28. 田上麻衣子，森岡一，東郷俊宏，他．なぜ鍼灸は国際標準化されようとしているのか．医道の日本．2017；76（6）：17-20.

29. 木村友昭．ISO/TC249 第 10 回全体会議・作業部会（WG）会議報告．医道の日本．2019；78（8）：109-11.

30. 東郷俊宏．鍼灸領域の国際標準化の動向．LiSA．2019；26：998-1003.

31. 高木健，渡邉大祐，郭義．中国における鍼灸領域の国家標準．医道の日本．2012；71（3）：161-5.

32. Hong SH, Wu F, Ding SS, et al. Current status of standardization of acupuncture and moxibustion in China. *QJM*. 2014；107：173-8.

33. 渡辺賢治，星野卓之，及川恵美子．漢方医学を世界の医学に（座談会）．週刊医学界新聞．2019；3347：（2019 年 11 月 18 日）

34. （Editorial）．The World Health Organization's decision about traditional Chinese medicine could backfire. *Nature*. 2019；570：5.

35. 斉藤宗則，村瀬智一，和辻直．国際疾病分類第 11 版における経絡病証の鍼灸臨床使用状況の試行調査．全日本鍼灸学会雑誌．2018；68：300-4.

36. 和辻直．国際疾病分類第 11 版における伝統医学証と経絡病証について．全日本鍼灸学会雑誌．2018；68：329-36.

37. 東京宣言起草委員会．日本鍼灸に関する東京宣言 2011 — 21 世紀における日本及び世界のより良い医療に貢献するために—．全日本鍼灸学会雑誌．2012；62：2-11.

38. 山下仁．将来と課題．全日本鍼灸学会雑誌．2012；62：110-2.

39. 東郷俊宏（司会），大浦慈観，戸ヶ崎正男，他．鍼法を名づけることがなぜ重要か（ディスカッション）．医道の日本．2013；72（2）：12-7.

40. 和辻直，斉藤宗則．世界で進む伝統医学用語の分類化，規格化への対応．医道の日本．2017；76（6）：44-6.

41. 田中正躬．国際標準の考え方 グローバル時代への新しい指針．初版．東京大学出版会．2017：10-39.

42. 松本毅．灸機器の国際規格「ISO18666」は灸の臨床にどう影響するのか（インタビュー）．医道の日本．2017；76（6）：37-43.

43. 並木隆雄．科学的根拠に基づいた伝統医学の ISO 規格策定をめざして．週刊医学界新聞．2019；3347：（2019 年 11 月 18 日）

44. 形井秀一．グローバル化する東洋医学 日本鍼灸は世界でどう生き残る．医道の日本．2010；69（5）：54-5.

45. 小野直哉．日本の鍼灸を取り巻く国際状況の概要．全日本鍼灸学会雑誌．2013；63：18-19.

46. さいとう・たかを．ゴルゴ 13 シリーズ第 520 話「未病 前編」．ビッグコミック（小学館）．2012；45（8）：289-330.

47. さいとう・たかを．ゴルゴ 13 シリーズ第 520 話「未病 後編」．ビッグコミック．小学館．2012；45（9）：287-328.

鍼灸関連の ISO および ICD-11 を理解するために有用な専門誌の特集号（2020 年現在）

　季刊 あとはとき 2018 年 創刊号「伝統医療と国際標準」

　医道の日本 2017 年 6 月号「臨床に直結する鍼灸の国際問題 最新動向」

　鍼灸 OSAKA 2017 年 126 号「伝統医療振興基本法（仮称）を考える」

（なお，全日本鍼灸学会雑誌および日本東洋医学雑誌には最新情報が頻繁に掲載される．）

コラム6　ドライ・ニードリング

　吸角療法のことを英語で cupping と呼び，刺絡を伴う（すなわち出血を伴う）吸角療法を wet cupping，刺絡をしないで吸角で吸引するだけの治療を dry cupping という．同様に，薬物等を注入したり膿等の液体を吸引したりするときに使う注射針を用いた施術は wet needling，薬物を注入しない目的で注射針や鍼灸針を刺入する施術を dry needling と呼ぶことがある．しかし，このドライ・ニードリングという固有名詞が鍼治療であるか鍼治療でないかで，米国では理学療法士団体と鍼灸師・医師の団体が論争している．

　欧米では 1940 年代に，薬物等の液体を注射しなくても注射針を刺しただけで鎮痛効果があることが報告されており，このことを Paulett が 1947 年にドライ・ニードリングという言葉で初めて表現したとされている[1,2]．その後，1950 年代に筋筋膜トリガーポイントに対して用いると有効ということでドライ・ニードリングという言葉が定着したが，当時は鍼灸針ではなく皮下注射針が使われていた[2,3]．ドライ・ニードリングに鍼灸針が使われるようになったのは 1980 年頃であり，そのほうが安全で出血や内出血が少なかったからだそうである[2,4,5]．ドライ・ニードリングの歴史は Zhu ら[2]，Zhou ら[6]，および Fan ら[7]の論文に詳しい．

　2000 年頃からドライ・ニードリングに鍼灸針が広く用いられるようになった[2]．ドライ・ニードリングを行う人たちは，彼らが刺鍼するのは経穴ではなく筋筋膜トリガーポイントであると主張している．米国理学療法士協会（APTA）はドライ・ニードリングについて「投薬や注射のためではない"ドライ"な針を，皮膚を貫通して筋の領域に挿入する，理学療法士が疼痛や運動機能障害を治療するために行う（法律によって許可されている）テクニック」と説明しており，「ドライ・ニードリングは伝統中国医学にもとづいて鍼灸師が行う鍼治療ではなく，現代西洋医学の一部であり研究による裏付けがある」と言い切る[8]．

　日本では，経絡や経穴のことをまったく無視して凝った筋や疼痛部位に刺鍼したり，現代医学的に考えて筋や神経をターゲットに刺鍼したりする場合も当然，鍼治療と呼ぶ．それに対し APTA は経絡理論，経穴，あるいは気の概念を用いることこそが acupuncture（鍼治療）であり，それら

の理論や概念を用いないで西洋医学的な発想で筋に刺すならば鍼治療ではなくドライ・ニードリングであると主張している．しかし実際にはトリガーポイントと経穴はかなりの頻度で一致するという意見[9,10]がある．一方，生物医学的な知識にもとづいておこなう鍼治療のことを西洋医学的鍼治療（Western medical acupuncture）と呼ぶグループにとっては，トリガーポイント刺鍼もドライ・ニードリングも西洋医学的鍼治療に含まれるという認識である[6,11]．

　米国では，医師や鍼灸師の免許を持たない多くの理学療法士その他の医療職がドライ・ニードリングを行っている[2]．つまり，この治療法が鍼治療であれば違法だが，鍼治療とは異なるドライ・ニードリングという理学療法の一手法であれば合法ということになる．医師や鍼灸師の資格を持たないでドライ・ニードリングを行う者は，鍼灸学校で教わるような体系的で徹底した刺鍼教育を教わっていないので，リスクが高まるのではないかと懸念する声がある[6]．米国職業鍼安全同盟による「ドライ・ニードリング：知っておくべき 10 の事実」には，ドライ・ニードリングは鍼治療であり，理学療法士その他の医療職が扱える範囲のものではなく，このような教育と臨床研修が不足している者たちが鍼を用いることによる危険があると記述されている[12]．また，米国医師鍼学会（AAMA）も，ドライ・ニードリングは侵襲的な処置であり医療上のリスクを伴うものであるため，医師や鍼灸師のように広範囲に訓練を受けて日常的に鍼を扱うことに慣れた治療者のみが行うべきであるとしている[13]．一方，APTA は，理学療法士は身体の解剖学と治療に関して十分な教育を受けており，ドライ・ニードリングに関しても特定の卒後教育・研修を受けていると主張する[8]．

　国によって鍼治療を行うことができる資格やドライ・ニードリングに必要な研修義務は異なる[14]．日本では理学療法士がドライ・ニードリングと称して鍼灸針を用いて患者の治療をすることはない．しかし，無資格マッサージは「リラクゼーション」と称して広く行われている現状がある．それでは，刺入しない道具を用いてなでたりさすったりする手法は，どのような人に何を目的にどのような道具を用いてどこを刺激すれば「鍼治療」なのだろうか？第13章で，鍼灸の技法ひとつひとつに日本語と英語で名称を付けて明確な

定義を決めておくことの重要性を述べたが，まずは現行の教科書記載の鍼治療と灸治療の定義で大丈夫なのか，学会と業団体で再検討すべきではないだろうか．今よりも定義を細かく，明確に，具体的に明記し，それを公式なもの（できれば法的なもの）にして，社会に公表し広く認知してもらっておく必要性を感じる[15]．米国におけるドライ・ニードリング論争は対岸の火事ではない．

文献

1. Paulett JD. Low back pain. *Lancet.* 1947；2：272-6.
2. Zhu H, Most H. Dry needling is one type of acupuncture. *Med Acupunct.* 2016；28：19.
3. Travell JG, Rinzler SH. The myofascial genesis of pain. *Postgrad Med.* 1952；11：425-34.
4. Lewit K. The needle effect in the relief of myofascial pain. *Pain.* 1979；6：83-90.
5. Gunn CC, Milbrandt WE, Little AS, et al. Dry needling of muscle motor points for chronic low-back pain：a randomized clinical trial with long-term follow-up. *Spine*（Phila Pa 1976）. 1980；5：279-91.
6. Zhou K, Ma Y, Brogan MS. Dry needling versus acupuncture：the ongoing debate. *Acupunct Med.* 2015；33：485-90.
7. Fan AY, Zheng L, Yang G. Evidence that dry needling is the intent to bypass regulation to practice acupuncture in the United States. J *Altern Complement Med.* 2016；22：591-3.
8. ChoosePT provided by APTA. Dry needling by a physical therapist：what you should know. ChoosePT ホームページ. www.move-forwardpt.com/resources/detail/dry-needling-by-physical-therapist-what-you-should#.VeXk0yVVikq.
9. Filshie J, Cummings M. 西洋医学的鍼治療. In：Ernst E, White A（編著）/山下仁，津嘉山洋（訳），鍼治療の科学的根拠，医道の日本社，2001；53-94.
10. Melzack R, Stillwell DM, Fox EJ. Trigger points and acupuncture points for pain：correlations and implications. *Pain.* 1977；3：3-23.
11. White A. Western medical acupuncture：a definition. *Acupunct Med.* 2009；27：33-35.
12. American Alliance for Professional Acupuncture Safety（AAPAS）. Dry needling：10 facts you should know. AAPAS ホームページ. aapas.org/dry-needling-10-facts-know.
13. Sager MH, Ximenes R. AAMA policy on dry-needling. 2014；Dec 9. www.medicalacupuncture. org/Portals/2/PDFs/DryNeedlingppolicy.pdf
14. Ijaz N, Boon H. Evaluating the international standards gap for the use of acupuncture needles by physiotherapists and chiropractors：a policy analysis. *PLoS One.* 2019；14：e0226601.
15. 山下仁. 鍼灸関連トピックス（15）ドライ・ニードリング. 鍼灸の世界（桜雲会）. 2016；32(3)：53-61

14. NBM の世界を掘り下げる

（ポイント）
- ●NBM では患者の「病の物語（ナラティブ）」を共有し，質問と対話によってナラティブの変容を促す．
- ●対話の話題選択の主導権は患者にあり，エビデンスも相対的な「ひとつの物語」である．
- ● NBM は EBM に対抗する概念や手法ではなく，両者は相補的・相互包含的な関係である．
- ●鍼灸臨床は時間的・空間的にも患者との心理的距離からも NBM 実践に適している．
- ●卒前・卒後の教育において NBM のトレーニングをもっと積極的に導入すべきである．

1. NBM とは

NBM（Narrative-Based Medicine：ナラティブにもとづく医療）は，EBM（Evidence-Based Medicine：エビデンスにもとづく医療）と対をなす医療の概念および臨床手法である．患者の病気を物語（**ナラティブ**）として理解することは，患者の抱えている問題に対して総合的・全人的にアプローチするための手がかりを与えてくれる[1]．NBM は，病いを患者の人生という大きな物語の中で展開するひとつの「物語」であるとみなし，患者を「物語を語る主体」として尊重する一方で，医学的な疾患概念や治療法をあくまでも一つの「医療者側の物語」と捉え，さらに治療とは両者の物語を摺り合わせる中から「新たな物語」を創り出していくプロセスである，と考えるような医療である（斎藤清二による実践的観点からの定義）[2]．あるいは，患者が自身の人生の物語を語ることを助け，「壊れてしまった物語」をその人が修復することを支援する臨床行為である[3-6]．

NBM においては，病気を患者から切り離して病理学的あるいは病態生理学的に捉えるのではなく，病気を抱える患者の歴史と併せて「患者個別の**病（やまい）の物語**」として捉えることになる．患者の語るナラティブをまるごと傾聴し，主観や矛盾も許容し，状況によってエビデンスを話題として提供し，医療者と患者の対話の中で新しい物語の創造あるいは再解釈をしていくのである[7]．

科学的思考や臨床的エビデンスを学んだ医療者にとって，患者の病の物語が現代科学的に正しくない場合，それを無条件で受け入れるのは難しいかもしれない．また，こちらが尋ねた質問とはまったく異なる内容に話が飛んでしまう患者に戸惑った経験のある医療者は少なくないだろう．しかし NBM においては，医療者の病態生理や臨床疫学などから得られる情報も「それもまた一つの物語」として相対化され，医療者と患者の対話における「話題」として取り入れられ，両者によって共有しうる新しい適切な物語が対話の中に浮かび上がるのを待つことになる[2]．医療者が，患者との出会いの中で主観性を排除しないでエビデンスを妥当に適用するには，NBM の世界に根差している必要がある[8]．

2. ナラティブ・アプローチの例

「NBM とは患者のナラティブに介入する医療である」と言う中川[9]の経験した，患者との対話の例を以下に要約して紹介する．

80 歳女性．数カ月継続する乾性咳嗽で内科より心療内科に紹介されて受診．内科的検査はすべて正常．物腰おだやかな和服姿の上品な婦人であり，常ににこやかで，こちらの聞いたことには何でも答えてくれた．最初は何度か診察すれば咳嗽の原因になっているストレスは簡単にわかるだろうと思っていたが，5 回の診察を終えても原因不明．家庭環境を聞いても家族関係は良好で，問題らしい問題が見つからない．

あるとき，診察日ではない日に病院の待合室でこの患者さんに会った．友人の見舞いに来たのだという軽装の彼女は，ひとしきり雑談をした後，突然こう話した．

　患者：先生，実はね，咳の原因は知ってるの．

　医師：え！　知ってるんなら，なぜ言ってくれなかったんですか！

　患者：いえね，大学病院で話せるような原因じゃないのよ．

　　　　私には子どもが 3 人いると言ったでしょ．でも実はその前に 2 人いるのよ．あのころは貧乏でね，子どもが養える状態じゃなかったのよ．それでね，ずいぶん悩んだんだけど，流しちゃった．水子よね．その後は暮らし向きもマシになって今の 3 人が生まれて，皆いい子に育ったわ．でもね，私はそんなに幸せになっちゃいけないのよ．だって 2 人も闇から闇に葬っちゃったんだもの……咳はね，天罰なのよ．

初めて聞く内容だったし，内容が内容だったので答えようがなかった．でも，その後，医学的正しさとは関係なく，次のような会話が続いた．

　医師：なあんだ，水子だったんだ．咳の原因．言ってくれれば良かったのに．ところで水子地蔵は建ててますか？　え！　建ててない．それはいけませんね．やっぱり 2 人の水子さんのためにお地蔵さんを建てて，毎日手を合わせてあげるというのはどうでしょうかね？

　　　　（医者が水子地蔵を持ち出したので驚いたようだが，すぐに笑顔に戻り）

　患者：そうね，いい考えだと思う．水子地蔵か．なんで思いつかなかったのかしら．

その後，彼女は水子地蔵を建てて毎日，2 人があの世で元気に暮らすことをお祈りしているとのことだった．そして，あれほどしつこかった咳は，その後ピタリと止まった．（以上，原文[9]を要約・一部改変）

医師がナラティブを聞くスタンスを取ってから，患者は自分の世界を語り始めたという[9]．すべてがこのエピソードのように上手くいくわけではないだろうが，医療者が患者のナラティブの世界に入り込んで**物語を共有**することによって，新しい物語ができ上がり，医療としても良い方向に向かった例である．

3. ナラティブの特徴

ナラティブには，①**多様性**，②**拘束性**，③**変化**という 3 つの特徴があるとされている[7]．①多様

性とは，同じ出来事や経験であっても患者によって異なる様々な物語が生まれるということ，②拘束性とは，いったん物語ができてしまうと自分だけでは抜け出しにくいこと，③変化とは，他の誰かと共有されると物語は書き換えられていくということである[7]．

前述の水子の話に当てはめてみれば，この3つの特徴が理解しやすいであろう．NBM においては，これらの特徴を踏まえ，患者の中にあるナラティブが変容しなければ病気は治らないと考え，**ナラティブの変容**が促進されるような種類のコミュニケーションが行われる[9]．特に質問は患者のナラティブに大きな影響を与えるので，うまく機能するような質問をしてナラティブが良い方向に変化して病気にうまく対処できるようになる[9]ことが理想である．

対話の話題選択の主導権は患者が有しており，医療者はそこで語られた病の物語を患者と共有するというのが NBM の基本であり，それを医療として遂行するには医療者の「**物語能力**」が問われることになる[7]．物語能力とは「病いの物語を認識し，吸収し，解釈し，物語に動かされて行動するための能力」と定義されている[6]．

これらの過程はカウンセリングと似ているようにも思われるが，中川によれば，カウンセリングは患者個人の変容を促すのに対して，NBM ではナラティブの変容を促す点において異なっており，医療現場での通常のカウンセリングでは医療者は医学的な正しさに縛られて患者の主観的世界は見えないという[9]．

4. ナラティブに寄り添う姿勢

少し見方は変わるが，病巣に対して医師と患者がまったく異なる意味づけ（すなわち物語）を有していることにより，患者家族に大きな悲しみと不信感をもたらした例[10]を以下に紹介する．

この家族の妻は，乳癌の再発で右乳房を全摘し，手術後に執刀医に呼ばれ説明を受けた．スチールの事務机が一つ置かれただけの殺風景な部屋に入ると，執刀医は「ドサッ」という音とともに机の上に袋を投げ出した．袋の中身は血が滴る肉の塊であり，それは肌の一部と乳頭が生々しい乳房だった．執刀医の説明は彼の耳には入ってこなかった．妻の体の一部だった乳房が，冷たい机に体温を奪われていくようで悲しかった．それを知らずに麻酔で眠っている妻がたまらなくかわいそうだった．殺風景な部屋で聞いた「ドサッ」という音は，今も彼の耳から離れない．

癌に侵されて切り取られた乳房は，医師にとってはただの肉塊でしかないのかもしれない．けれどもその乳房には，本人や家族たちのたくさんの物語がある．**その物語に寄り添う** NBM が求められる．（以上，原文[10]を要約・一部改変）

切除された乳房は，病巣であり，医学的には「悪いもの」である．医師にとっては手術を正しく遂行した成果であり，患者家族に説明する具体的な証拠であり，今後の研究試料かもしれない．一方，患者や家族にとっては女性の象徴であり，そこに家族の歴史が詰まっており，子どもへの授乳など母性の記憶も包含していたかもしれない．医師は，病巣である乳房とそこにできた癌にまつわるナラティブを，手術の前に傾聴し共有すべきであった．この例においては，物語が良い方向に書き変わったとしても手術を選択したであろうが，患者家族に説明する医師の態度はまったく違ったものになったと想像できる．

患者にしか語れない個別の病の物語は，今日ではデータベース「**DIPEx Japan**（ディペックス・ジャパン：DIPEx の日本版）となって誰でも Web 上でアクセスできる（www.dipex-j.org）．が

ん，認知症，治験などを体験した人たちの動画や音声がそのままアップロードされていて視聴が可能である．医療や病気に対する患者の考え方にどのようなバリエーションがあり得るのかを知ることができるDIPEx[11]は，同じ病気や悩みをもつ患者にとって有用だが，医療者がNBMを理解するにあたっても活用すべきデータベースである．学生時代から医療を提供する立場として教育を受けてきた医療者にとって，医学的に正しくないことも含めて，患者の思いやナラティブの成り立ちを知る一助となるであろう．

5.　患者と鍼灸師のナラティブの構築と共有

　相対的に患者の話を聞く時間的余裕があり，患者と治療者の心理的距離も近い場合が多い鍼灸臨床は，NBMに適した環境であると思われる．しかしながら，現代西洋医学的な病態把握にしても，東洋医学的な弁証論治にしても，NBMの基本である「話題選択の主導権は患者にある」という点は日常鍼灸臨床に必ずしも当てはまっていない．鍼灸師は（西洋医学または東洋医学の）医学的正しさを手放してまで患者のナラティブを傾聴し共有しているわけではない．むしろ，東洋医学の世界のナラティブを押し付けているように見える場合もある．

　そのような中で，末期がん患者と鍼灸師が刺鍼時の独特の痛みの解釈について，対話を通してひとつのナラティブを構成し共有していた様子を描写した例[12]を以下に紹介する．

　30代の男性．右上顎癌を治療したが，骨転移が見つかり，余命半年と告げられ，「苦しまずできるだけ家族と過ごしたい」と在宅療養を選択した．身体各所の疼痛に対して鍼灸治療を開始することとなった．便通が今ひとつという患者の足部を切経すると一箇所強い圧痛を認めた．

　　患者：そこは何のツボですか？
　　鍼灸師：お腹を動かそうと思って
　　患者：お腹，腸の．
　　鍼灸師：そうですね．お腹の詰まりを良くするツボですね．
　　患者：あぁ．

　腰部の鈍痛箇所に対する刺鍼時に，患者は少し苦悶の表情を浮かべ，次のようなやり取りがなされた．

　　患者：（苦悶の表情）……うっ．
　　鍼灸師：大丈夫ですか？
　　患者：痛いけど急所，こっているところへあたった感じです．
　　鍼灸師：そうですね，今のところは．

　患者は「なぜそこが痛いのか」を，痛みのやり取りの際には必ず鍼灸師に尋ね，鍼灸師はそれに対して経絡の概念および西洋医学的な痛みの概念の双方を用いて説明していた．鍼灸治療による症状緩和の経験を蓄積していく中で，「自身の身体変化（症状緩和）をもたらすための」痛み刺激へと意味変換されていたと考えられる．

　このように，患者と鍼灸師の二者間で痛みに対する解釈，および物語の構成をすることは，漠然とした「痛み」を抱える患者にとって，大きな意味を持つものになりうると考えられる．（以上，原文[12]を要約・一部改変）

　この参与観察を行った高梨は，鍼灸臨床の中で「こそ」たち現れる／構成される物語がある可能

性を指摘している[12]．当然，患者は鍼灸とは関係のないさまざまなナラティブも有しているであろうが，経穴の圧痛や鍼のひびきなどについては，鍼灸師との対話の中で新しいナラティブの構築と共有がなされている場合が少なくないと思われる．

6. やいと沁む 経穴(つぼ)に病いの ものがたり

これは筆者の師事した光藤英彦・愛媛県立中央病院東洋医学研究所所長（当時）が展開していた時系列分析にもとづく灸療ケアのことを，筆者が詠んだ川柳である（医道の日本 900 号「勝手に川柳大賞」受賞）．

光藤が開発し，東洋医学研究所の鍼灸師・漢方医とともに実践していた時系列分析[13-15]は，患者が長い人生の中で遭遇した様々なライフイベントや生活習慣を聴き取り，それらと健康障害との関わりを患者とともに確認する作業であった．病態が特定できない慢性・複合性の自覚症状を主たるケアの対象とする医療の実践現場において，患者の主観的な世界をそのまま受け容れ，患者の言葉をそのまま書き記すことが臨床的に重要であることを実感できる手法である[16]．

光藤は，視診によって背部体表の明暗と凹凸を大まかに見分けた後，ここぞと思う部位の周辺へ指先を深く押し込み，指先の感触で皮膚の下の深いところを探索しながら同時に圧痛反応も確認していた．指先がターゲットを絞り込んで圧迫し，患者さんが「あぁ，そこです！」という言葉を発したとき，患者と医療者は互いに納得した気持ちが共有され，そこへの施灸は患者と医療者の共同作業を行っているような感覚であった[17]．

この，鍼灸臨床における患者の歴史，愁訴，そして「ツボ感覚」の共有は，前述の高梨の観察例[12]にも共通するところがあり，時間をかけて行われる鍼灸臨床ならではの NBM のひとつの形態と言えるかもしれない．

7. EBM と NBM

鍼灸界では時に「EBM はダメだ，NBM を行うべきだ」といった発言が聞かれるが，NBM は EBM に対抗する概念や手法ではなく，両者は相補的な関係であり切り離すことはできない．実際，NBM を提唱したのは EBM 推進者であり，病気のナラティブな側面を高く評価したり臨床手法の直観的・主観的な側面を重視したりすることは EBM の考えを拒否することではないと述べている[18]．医療は臨床状況に応じて EBM と NBM を併用あるいは統合しながら実践されるものであ

表 14-1　EBM と NBM の対比（対立する概念ではない）

EBM	NBM
集団にみられる共通の傾向	患者を個別に認識
客観的で再現性のある世界	患者主体の主観的な世界
標準治療の確立	医療者の個性も大きく影響
医療政策・医療行政における判断材料	患者が納得して受療
懐疑論者への論理的説明手段	特に重視する分野として：
	高齢者のケア，緩和ケア，在宅ケア，
	スピリチュアル・ケア，心療内科的ケア，など

り，集団で得られたエビデンスを個人に適用する場合にはNBMの姿勢や手法が重要になってくる（**表14-1**）．

NBMはEBMを補完しているともいえるし，EBMはNBMをすでに含んでいるともいえる[2]．第1章で紹介したEBMで統合される4要素，すなわち「臨床的状況と環境」，「研究によるエビデンス」，「患者の好みと受療行動」，「医療者の専門技能と経験」で言えば，NBMあるいはナラティブは患者の好みや価値観の世界に含まれている部分が大きいように思われる．しかしそのような見方だけでなく，むしろ同じく第1章で紹介したEBMの5つのステップ：

① 臨床的疑問をPICOの形式で挙げる

  （P：患者・問題，I：介入，C：比較対照，O：アウトカム）

② エビデンスを探す

③ エビデンスを批判的に吟味する

④ エビデンスとその他のEBM構成要素を統合して決断する

⑤ 行った医療を振り返って評価する

において，①でナラティブを含めた患者のニーズを視野に入れてPICOを作成する[19]ことが重要であろう．EBM実践のステップのうち① PICO作成と④統合と決断は，実はNBMの実践でもある[2]．

そもそもPICOを作成して確かなエビデンスを見つけ出せるような診断治療は，患者のケア全体からすればほんの一部に過ぎない．断片的に散在しているエビデンスを実際の臨床で使うには，それらを患者独自のナラティブでつなげ，納得してもらえる形で提供する作業が必要となる．それは具体的には傾聴，共感，説明，支持などさまざまな形が想定されるが，いずれにしてもNBMの要素がなければEBMも実践できないのである（**図14-1**）．

NBMが医療の実践において重要であることは今まで述べたとおりだが，EBMほどには明確な

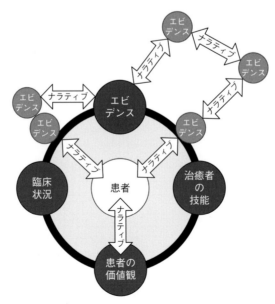

図14-1 臨床では断片的に散在するエビデンスをナラティブでつなぐ作業が必要
（ナラティブの中にエビデンスを話題として提供する作業でもある）

定義や作業プロセスが定着していないというのが筆者の現時点での印象である．日本の患者の生活文化的な背景を踏まえて日本独自の発展の仕方をしていく NBM を，さらに鍼灸独自の形にアレンジして活用していくのが理想であろう．そのためには，物語能力[6,7]を伸ばすようなトレーニングを考えていかなければならない．近年の鍼灸の客観的臨床能力試験（OSCE）は，対話の主導権を鍼灸師が握って，病態の把握と鍼灸適応の判断のために必要な「無駄のない」質問をさせることに終始している．しかし，NBM（あるいは EBM にける NBM 的要素）を存分に発揮できる鍼灸の時間的・空間的特徴を活用し発展させようとするならば，卒前・卒後の教育において話題選択の主導権を患者に持たせる NBM のトレーニングをもっと積極的に導入すべきではないだろうか．

参考文献

1. Greenhalgh T, Hurwitz B. Narrative based medicine：why study narrative? *BMJ*. 1999；318：48-50.
2. 斎藤清二．ナラティブ・ベイスト・メディスン（NBM）．日本醫事新報．2005；4246：22-7.
3. Brody H. "My story is broken；can you help me fix it?" Medical ethics and the joint construction of narrative. *Lit Med*. 1994；13：79-92.
4. Launer J. Narrative-based medicine：a passing fad or a giant leap for general practice? *Br J Gen Pract* 2003；53：91-2.
5. Taylor RB. Medical wisdom and doctoring-the art of 21st century practice. Springer, New York, 2010, 53-4.
6. 斎藤清二．医療におけるナラティブ・アプローチの最新状況．日本内科学会雑誌．2019；108：1463-8.
7. 斎藤清二．ナースのためのナラエビ医療学入門．日本看護協会出版会．2014：77-222.
8. トリーシャ・グリーンハル．根拠に基づく世界における物語りに基づく医療．In：トリーシャ・グリーンハル，ブライアン・ハーウィッツ（編）．斎藤清二，山本和利，岸本寛史（監訳）．ナラティブ・ベイスト・メディスン　臨床における物語りと対話．金剛出版．2001：252-69.
9. 中川晶．ナラティヴ・アプローチの技法．日本保健医療行動科学会年報．2010；25：59-69.
10. 中野良一．悲しい乳房の物語．ナラティブメディカ．2015；9月号：53.
11. 佐藤（佐久間）りか．EBM と NBM の有機的な連携に向けて〜「患者の語り」のデータベース DIPEx．医療の質・安全学会誌．2006；1：105-10.
12. 高梨知揚．鍼灸師にとっての NBM とは何か−がん終末期患者への鍼灸治療現場のフィールドデータから考える−．全日本鍼灸学会雑誌．2018；68：171-4.
13. 光藤英彦．慢性健康障害をもつ病人を包括的に理解するための時系列分析．日本東洋医学雑誌．1986；36（3）：165-84.
14. 光藤英彦．健康の保持増進と東洋医術の役割　生活史的認識法に基づく検討．全日本鍼灸学会雑誌．1989；39（4）：351-64.
15. 光藤英彦．時系列分析ケアシステムが誕生するまで．医道の日本．2005；64（11）：169-80.
16. 山下仁．光藤英彦先生が手がけた先駆的事業の数々．医道の日本．2019；78（8）：132-6.
17. 山下仁．POS，時系列分析，灸療．医道の日本．2018；77（9）：185-7.
18. Greenhalgh T. Narrative based medicine：narrative based medicine in an evidence based world. *BMJ*. 1999；318：323-5.
19. 鶴岡浩樹．EBM と NBM．全日本鍼灸学会雑誌．2018；68：175-7.

15. 統合医療の担い手になる

●統合医療は CAM，エビデンス，QOL，ホリスティック，スピリチュアル，医療者-患者関係，多職種連携など，さまざまな要素を包含している
●統合医療の構成要員となるには，多職種での位置づけを踏まえたバランス感覚が必要である.
●鍼灸を含めた統合医療は，道具と技術だけでなく健康観も従来の医療と止揚され活用されることが理想である.
●鍼灸が統合医療に組み込まれることを想定した説明，データ，実践モデル，人材を用意しておくべきである.

1. 補完代替医療とは

補完代替医療（complementary and alternative medicine, **CAM**）の定義は専門家，学術団体，成書などによって若干異なるが，一般に「現代の通常の医療施設や医学部教育で主流の医療として扱われていない診断・治療体系」のことを指す場合が多い．もともとアメリカでは**代替医療**（alternative medicine），ヨーロッパでは**補完医療**（complementary medicine）と呼ばれていたが，1990年代に両者を合わせて CAM と呼ぶようになった．CAM は，伝統医学（鍼灸，漢方，アーユルヴェーダなど），新しい医学体系（ホメオパシー，カイロプラクティックなど），民間療法（ハーブ，体操など），健康関連商品（サプリメント，健康器具など）など，さまざまな医療システムや治療法・健康法を含んでいる．鍼灸は現代の病院や医学部で主流の医療として扱われていないので CAM である．漢方薬は日本では病院で健康保険が適用されるし医学部のコア・カリキュラムにも含まれているが，世界的に見れば主流ではないので国際的には CAM に含められる.

単語のニュアンスを**図 15-1** に示す．「complementary」が足りない部分を埋めることによって完全なものにしようとするのに対し，「alternative」は取って代わるものというイメージが強くなる[1]．米国 NIH の部局のひとつである National Center for Complementary and Integrative Health（NCCIH）は，「主流でない治療法が通常医療とともに使われる場合は補完（complementary）」，「主流でない治療法が通常医療の代わりに使われる場合が代替（alternative）」と説明している[2].

2017 年に，代替医療を選んだがん患者は生存期間が短いという調査結果[3]が発表されて話題になった．これは，抗がん剤，放射線治療，外科治療などの標準治療をやめてしまって，その代わりに現代医療で主流とされていない治療法を行った人は生存期間が短かったという意味であり，そのことは論文にも記載されている．しかし，日本の新聞やネットの記事では代替医療と補完医療の定義の違いを明確に説明しておらず，読者に誤解を与える記述をしているものが散見された．抗がん

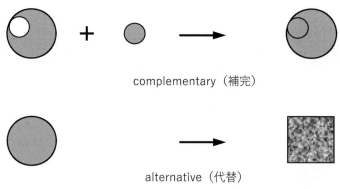

complementary（補完）

alternative（代替）

図 15-1 「補完」・「代替」のイメージ[1]

剤をやめてハーブや鍼治療だけを選択すれば代替医療，抗がん剤を受けながら副作用の軽減や食欲・睡眠・意欲の維持増進のためにハーブや鍼治療を併用すれば補完医療である．言葉の定義や説明が曖昧だとこの点が誤解され，医療者も患者も誤った決断をしてしまう恐れがあるので，特に代替医療という言葉を使用するときは注意が必要である．

2. 統合医療とは

　統合医療（integrative medicine）の定義も，現状では統一されるまでに至っていない．
　NCCIH の前身である National Center for Complementary and Alternative Medicine（NCCAM）は，「安全性と有効性について質の高いエビデンスがある主流の医学治療と CAM 治療とを併用すること」と定義していた[1,4,5]．一方，早期から統合医療の概念と実践を提唱していたワイルは，「医師にハーブなどの新しい手段を持たせることではなく，医療の基本的な方向性を，対症療法よりも**癒し**へ，より密接な自然との関わりへ，より強い医師−患者関係へ，そして **Body** に加えて **Mind** と **Spirit** にも重点を置くように転換していくことである」と述べている[6]．2014 年に NCCAM から名称を変更した NCCIH は，統合医療を「通常医療と補完医療のアプローチを調和的に併用する，**ホリスティック**で**患者中心**のヘルスケアおよび**ウェルネス**であり，しばしば精神，感情，機能，スピリチュアル，社会，コミュニティーの側面を含んでいる」と定義を変更しており[2]，ワイルの定義に歩み寄った感がある．
　日本で統合医療の概念を普及させることに尽力した渥美は，ワイルの定義と考え方の中にあるホリスティック（全体論的・全人的）および患者中心といった概念を統合医療の特徴として改めて強調し，「**要素還元主義**の近代西洋医学が忘れていた（中略）個人中心の**全人的医療**が求められるようになった．これが統合医療である．」と述べている[7]．また，「"自分の存在の意義は何であるのか"という（中略）人間存在にまで深くかかわったものになってくるところに**哲学的意義**がある．」とも述べている[7]．ホリスティックあるいは患者中心であることは，従来の医療においてもしばしば強調されている．一方，「統合」（integration）という言葉には，単なる全人的医療や CAM 併用医療ではなく，矛盾あるいは対立する概念がともに包含されながら，より高い次元あるいは新しい**パラダイム**に昇華するというイメージがある．そういった**パラダイムシフト**を強調するならば，統

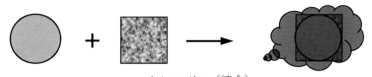

integrative（統合）

図 15-2　統合または止揚のイメージ[1]

合医療における「統合」は英語の“integration”よりもむしろ独語の哲学用語としての
“Aufheben”（**止揚**）に近いかもしれない[1]（**図 15-2**）.

　なお，日本の厚生労働省における「統合医療」のあり方に関する検討会は，「近代西洋医学を前
提として，これに相補・代替療法や伝統医学等を組み合わせて更に**QOL**（Quality of Life：生活の
質）を向上させる医療であり，医師主導で行うものであって，場合により**多職種**が協働して行うも
の」と定義している[8]．ここでは，統合医療は CAM 治療家や医師以外の医療者が主導するもので
はないことを強調している．時に「統合医療」をアピールしている鍼灸院や健康器具のサイトを見
かけるが，これらを単独で統合医療と呼ぶことは適切でない.

3. エビデンスの吟味

　2020 年の COVID-19 感染拡大時に，タンポポ茶や首かけ除菌グッズが新型コロナウイルスの予
防や除去に有効などと謳って販売され，行政処分や書類送検に至っている．また，がんや難病につ
いても，臨床試験などによる検証が行われていないのに治癒するかのような表現で喧伝される
CAM 治療法は後を絶たない．このような例を踏まえると，統合医療において有効性や安全性の**エ
ビデンス**が示されていない CAM 治療法を安易に現代の主流医療と併用することが社会の役に立つ
とは思えない.

　NCCIH はウェルネス[2]，厚生労働省の「統合医療」のあり方に関する検討会は QOL[8]という言
葉を，統合医療の定義に盛り込んでいる．これは，たとえ検査所見や器質的病変の改善が期待でき
ない患者でも，主観的な苦痛を緩和させ，身体だけでなく精神的・社会的な健康を回復させ，本人
がより満足な生活を送れるようにすることを意味していると思われる．しかし，たとえ主観的な苦
痛緩和や満足感を主目的とした CAM 療法の併用であっても，評価尺度（VAS，SF-36 など）を用
いた判定，客観的指標のモニタリング，安全性のチェック，費用対効果など，多角的にエビデンス
を検証する必要がある．それがなければ，健康詐欺や怪しげな宗教がどんどん参入してしまうだろ
う.

　このような意味からも，当初 NCCAM による定義に含まれていたエビデンスという条件は，統
合医療の質を担保するために強調されなければならない[9]．また，CAM 供給サイドから提示され
たエビデンスについては利益相反[10]も考慮に入れて，その質と信頼性を慎重に吟味する必要があ
る[11]．自分たちの業界や製品に否定的な CAM 論文を自分たちで投稿することは滅多にないから
である.

4. スピリチュアル・ケア

　宗教が必ずしも生活とともにあるわけではない日本人にとって，Spirit あるいは**スピリチュアル**を何と表現し，どう位置づけるかは難しい．日本語で「霊性」とか「魂」などと訳されている場合が多いが，少し意味合いが違う気がする．筆者は「**心のささえ**」と訳したほうがわかりやすいと考えている．

　2011 年 3 月 11 日に発生した東日本大震災の後，さまざまな医療職が被災者のサポートのために東北を訪問し，鍼灸師たちもボランティアとして被災地に赴いた．体育館の床に段ボールを敷いて日々を過ごしていた被災住民たちは，長い避難生活の負担から肩こり，腰痛，不眠，便秘などを訴えていた．鍼治療をすると，肩こりや腰痛などの緩和だけでなく，不眠や便秘が改善したという声が多く寄せられたという[12]．このときに見られた被災者たちの不眠の改善に注目して，Body，Mind，Spirit に分けて考察してみよう（**図 15-3**）．

　Body（からだ）については，鍼刺激による鎮痛や，自律神経反射を介した内臓機能の改善により，睡眠を妨げていた肩こり，腰痛，便秘が軽減したと考えられる．Mind（こころ）については，鍼刺激による精神的緊張の緩和により，睡眠を妨げていた恐怖，不安，イライラを軽減させた可能性がある．Spirit（心のささえ）については，被災者たちは突然に家族や親戚を亡くしたり，財産を失ったりしたのであり，そのことに関する慟哭の念，喪失感，大切な人を助けられなかったという自責の念，そして「なぜ自分に」という納得できない気持ちは想像を絶するものがある．これらの苦しみが終末期のがん患者などで見られる**スピリチュアル・ペイン**と同種のものならば，苦しみの原因を元に戻すことはできないものの，**スピリチュアル・ケア**として「**傾聴**」と「**共感**」そして「**ともにいること**」[13]が重要な意味をもつ可能性がある．鍼灸ボランティア参加者[12]によると，被災者たちは鍼を受けながら自分が体験したことについて涙を流しつつポツリポツリと語ったという．鍼灸師がその慟哭や苦しみの一片を傾聴し共感することによって，スピリチュアル・ペインがほんの少し一時的にでも和らぎ，そのことが不眠改善につながったかもしれない．

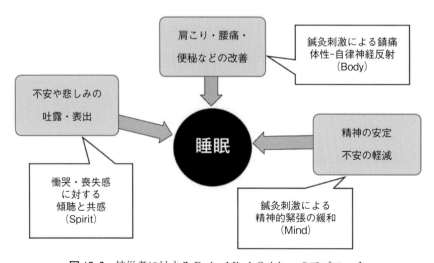

図 15-3　被災者に対する Body, Mind, Spirit へのアプローチ

　しかし，被災者のスピリチュアルな側面にアプローチできたと安易に言い切ることは控えなければならない．事例によってそれが可能だった場合はあるに違いないが，同じような心身の苦痛でも，それがスピリチュアルなレベルであるかどうかは人によって異なるだろうし，ボランティアのサービスを受けた立場として，ケアが有効でなくても正直に言えなかったかもしれないからである．それでも，単なる CAM の併用と位置づけるのではなく，Body，Mind，Spirit の 3 つの側面からケアするという捉え方は，終末期や心の傷のような，治癒とは違うところに目標を設定しなければならない事例において，統合医療の意義をより明確に認識できると思われる．

5. 医療者–患者関係

　ワイルが強調する「より強い医師–患者関係へ」というのは，患者の健康や癒しに関する考え方を共有し，患者と対話する時間を十分に確保し，患者の抱える問題の本質を理解し，薬剤と手術のみが唯一の手段であるかのような勧め方をせず，栄養が健康に影響することを十分に認識し，選択に迷うサプリメントや健康食品について聡明に答え，心と身体の相互作用に気づきやすく，患者を精神や感情をもつスピリチュアルな存在である社会の一員として見てくれて，中国医学やセラピューティックタッチのことを尋ねても嘲笑しないような医師を教育することである[6]．ここでの「医師」は医療者に置き換えることができよう．そしてこれらのことができるような医療者は，患者に希望を持たせ，結果的に癒しの力を強めてくれるだろう．なお，ここでの希望や癒しは必ずしも「治る」とか「生きられる」ということではなく，スピリチュアル的に救われるという意味も含んでいる．

　鍼灸師は上記のような医療者の条件をすでに満たしている場合が多いように思われる．たとえば，患者とともに過ごす時間が長く，「気」すなわち Body・Mind・Spirit を融合した身体観・健康観を卒前教育で受けており，種々の CAM 治療法に興味を持ち，目線も相対的に患者に近い．すなわちワイルの言う**医療者–患者関係**という観点からは，統合医療の担い手として適格であると思われる．しかし一方で鍼灸師は，患者を主流の医療の管理下から引きはがし，自身が教祖化してしまうリスクをはらんでいる．多職種の中での位置づけやエビデンスを踏まえたバランスの取れた振る舞いがあってこそ，鍼灸師は本当の意味で統合医療の構成要員として受け入れられるであろう．

6. 多職種連携

　すでに述べたように，鍼灸だけ，健康器具だけ，あるいは CAM のグループだけで「統合医療」と称するのは誤りである．それらの多くは商売上の宣伝文句として「統合医療」の語を濫用しており，アンチ統合医療を掲げる科学者，医療者，行政当局，消費者支援団体の人たちの反感を助長し，真の統合医療の発展を阻害している．

　真の統合医療は，**多職種連携**（interprofessional work, IPW）としてそれぞれの職種の知識・技術・思考の粋を集めて止揚することによって達成されるものであろう．現代の主流の医療を構成する職種だけでは提供できていない医療サービスや得られない満足感が，Body，Mind，Spirit いずれの部分においても存在する．日本国民の CAM 利用率が高い[14]のは，その証左であるともいえる．まずは鍼灸が補完できる部分を過去の事例やエビデンスから絞り込んで試行を重ね，そこから少し

ずつ応用可能性を広げて IPW で定着させていく作業が必要である．そのためには試行する機会が与えられなければならないが，日本の医療システムと鍼灸の費用対効果で病院内の IPW に参画することは現状では障壁が高い．一方，今後広がっていくことが予測される地域の**在宅医療**においては，鍼灸が IPW の一員として活躍できる可能性が大きい．このような場面を想定した IPW とそれによって達成できる統合医療のあり方に関する卒前教育や卒後の勉強会が今よりも重視されるべきである．

7. さまざまな統合の姿

以上に考察してきたように，統合医療は CAM，エビデンス，QOL，ホリスティック，スピリチュアル，医療者-患者関係，多職種連携など，さまざまな要素の一部または多くを包含している．また，第14章で論じた **NBM** のアプローチに類似あるいは重複している側面も多い．筆者は，Body と Mind と Spirit，エビデンスとナラティブ，現代科学的思考と伝統医学的思考，多職種の技術と視点など，従来のいずれかの医療の概念や手段が出会って相補的に作用しながら止揚され，何か新しい医療提供の姿が見えるならば，必ずしも CAM を併用しなくても統合医療と呼んでよいと考えている．この考え方にもとづくならば，第1章で述べたとおり EBM も「臨床的状況と環境」，「研究によるエビデンス」，「患者の好みと受療行動」，「医療者の専門技能と経験」の統合であるから[15]，現代の主流の医療が統合医療を異質なものとして排除または敬遠する理由はなくなる（**図 15-4**）．

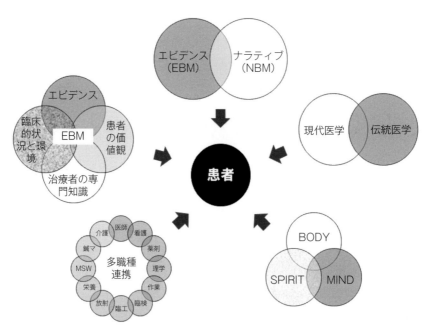

図 15-4　統合医療におけるさまざまな「統合」

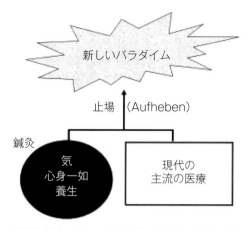

図 15-5　道具と技術だけでなく東洋医学的健康観も統合を[22]

8. 統合医療と鍼灸

　鍼灸は統合医療が包含するさまざまな要素の多くに適合している．エビデンスについては，いまだ十分でないとはいえ CAM の中では圧倒的多数の研究論文が公表されており[16,17]，質の高い研究によって示されたエビデンスも含まれている．ホリスティックな側面については，もともと東洋における**心身一如**や**気**の概念は全体論的な思考であり，統合医療の理念と親和性が高い．QOL，スピリチュアル，医療者-患者関係については，前述したようにバランスの取れた振る舞いができるならば，鍼灸特有の時間と空間を存分に生かすことができるであろう．IPW については，すべての場面あるいはすべての職種との連携が可能なわけではないが，**がん緩和ケア**[18,19]や**地域包括ケア**[20,21]などを中心として他の職種と連携することができると思われる．

　鍼灸を含めた統合医療は，上記のような要素のいくつかを満たしながら今とは違う何らかの医療提供のスタイルを形成することになる．補完医療として鍼灸という道具と技術を取り込むだけではなく，鍼灸を支えている**東洋医学的健康観**が従来の主流の医療と止揚され活用されることが理想である[22]．

　今後は，統合医療を地域のコミュニティに還元する**社会モデル**の構築と推進のために，地方自治体との協力体制が重要であることが提言されている[23]．そのような動きに鍼灸がスムーズに合流するためにはどのような準備が必要だろうか．上述したさまざまな要素や統合の姿それぞれについて，鍼灸がどのような立ち位置でどのような役割を果たせるのかを，プロジェクトのメンバーや医療行政当局に対して明快に示せなければならない．すなわち，それぞれに関するデータ，手法，事例，展望などについて，学会，教育施設，業団体などで分担して情報を整理し，シミュレーションによるデータを蓄積し，実践モデルを作成し，教育に組み込んで人材育成する必要がある．統合医療の担い手になることを想定したロードマップ作りは，たとえそれが現時点では夢物語のように思えたとしても，今までの鍼灸の臨床，教育，研究，交流，広報などの活動を省察して今後の新しい展開を探る絶好の機会になるであろう．

参考文献

1. 山下仁. 統合医療って何？ 混迷する用語の使い分け. メディカル朝日. 2003；32（9）：72-3.
2. Complementary, alternative, or integrative health：what's in a name? NCCIH ホームページ. www.nccih.nih.gov/health/complementary-alternative-or-integrative-health-whats-in-a-name.
3. Johnson SB, Park HS, Gross CP, et al. Use of alternative medicine for cancer and its impact on survival. *J Natl Cancer Inst.* 2018；110：doi：10.1093/jnci/djx145.
4. 山下仁，津嘉山洋. 統合医療の現状：国内に普及している代替医療と統合医療との違い. 日本統合医療学会誌. 2004；1：63-4.
5. 山下仁，津嘉山洋. 統合医療の統計. In：日本統合医療学会編集. 統合医療 基礎と臨床. 日本統合医療学会. 2005：20-6.
6. Weil A. The significance of integrative medicine for the future of medical education. *Am J Med.* 2000；108：441-3.
7. 渥美和彦. 統合医療の理念. In：日本統合医療学会編集. 統合医療—基礎と臨床—. 日本統合医療学会事務局. 2005：2-10.
8. 「統合医療」のあり方に関する検討会. これまでの議論の整理. 厚生労働省ホームページ. 2013：3-4. www.mhlw.go.jp/stf/shingi/2r9852000002vsub-att/2r9852000002vsy2.pdf.
9. 山下仁，津嘉山洋，丹野恭夫. エビデンスにもとづく補完代替医療—補完代替医学研究の最近の動向—. 日本東洋医学雑誌. 2000；51：469-78.
10. 津嘉山洋，山下仁. 補完代替医療における市場の混乱と利益相反. 臨床評価. 2005；32：491-503.
11. 山下仁，藤村佳奈，増山祥子，大川祐世. 機能性表示食品の機能性の科学的根拠に関する質の評価. 日本統合医療学会誌. 2018；11：320-6.
12. 高﨑雷太，大月隆史. 宮城県気仙沼総合体育館における鍼灸ボランティア活動報告. 医道の日本. 2011；70（7）：94-6.
13. 村田久行. 終末期がん患者のスピリチュアルペインとそのケア. 日本ペインクリニック学会誌. 2011；18：1-8.
14. Yamashita H, Tsukayama H, Sugishita C. Popularity of complementary and alternative medicine in Japan：a telephone survey. *Complement Ther Med.* 2002；10：84-93.
15. Haynes RB, Devereaux PJ, Guyatt GH. Physicians' and patients' choices in evidence based practice Evidence does not make decisions, people do. *BMJ.* 2002；324：1350.
16. 山下仁. 統合医療研究の現状. In：渥美和彦（責任編集），日本統合医療学会（編集）. 統合医療 理論と実践 Revised Edition 2012 Part 1.【理論編】. 日本統合医療学会. 2012：22-7.
17. 山下仁，増山祥子. 日本の鍼灸研究の変遷—20世紀後半と21世紀初頭の概況の比較—. 社会鍼灸学研究. 2016；10：20-5.
18. 高梨知揚，西村桂一，辻内琢也. 末期がん患者ケアを実践している在宅療養支援診療所医師と鍼灸師の連携に関する調査. 全日本鍼灸学会雑誌. 2014；64：196-203.
19. 増山祥子，山下仁，辻涼太，他. がん患者に対する鍼灸治療—臨床的有用性に関するエビデンスと緩和ケアチームでの試行—. 日本統合医療学会誌. 2017；10：13-9.
20. 荻野利赴. 地域包括ケアと鍼灸往療. 鍼灸OSAKA. 2015；30：429-33.
21. 藤村佳奈，吉村春生，赤羽理紗，他. 擦過鍼を用いた認知症高齢者ケアの臨床的意義に関する評価概念の抽出 施術観察・介護記録・介護者インタビューに基づく質的アプローチ. 日本統合医療学会誌. 2020；13：24-33.
22. 山下仁. 統合医療と鍼灸. 平成22・23年度厚生労働科学研究費補助金地域医療基盤開発推進研究事業「統合医療を推進するための日本伝統医学の標準化」研究班編集. 日本伝統医学テキスト 鍼灸編.

2012. 21-2. www. kampotextbook. sakura. ne. jp/pdf/Part2_Acupuncture_Textbook_of_Traditional_Japanese_Medicine.pdf.

23. 伊藤壽記. わが国における統合医療の未来構想の実現に向けて. 日本統合医療学会誌. 2020；13：1-5.

索　引

【著者略歴】

山下 仁
やました ひとし

愛媛県生まれ

1987 年　明治鍼灸大学鍼灸学部鍼灸学科卒　鍼灸師

1987～1992 年　愛媛県立中央病院東洋医学研究所　技師

1992～2006 年　筑波技術短期大学（2005 年～筑波技術大学）助手

1999～2002 年　英国エクセター大学補完医学研究室　客員研究員（滞在 1 年）

1999～2003 年　東京大学医学部家族看護学教室　客員研究員

2002 年　博士（保健学）（東京大学）

2007～2013 年　森ノ宮医療大学保健医療学部鍼灸学科　学科長・教授

2011 年～現在　森ノ宮医療大学大学院保健医療学研究科　研究科長・教授

2014 年～現在　森ノ宮医療大学鍼灸情報センター　センター長・教授

全日本鍼灸学会理事，日本東洋医学会代議員，日本統合医療学会誌編集委員長，Editorial Board Member of "Integrative Medicine Research", "Complementary Therapies in Medicine" and "Korean Journal of Acupuncture"

速修/現代臨床鍼灸学エッセンス

2020年11月10日　第 1 版　第 1 刷発行

著　者　山下　　仁
発行者　竹内　　大
発行所　錦 房 株式会社
　　　　〒 244-0002　横浜市戸塚区矢部町 1865-8
　　　　TEL/FAX　045-871-7785
　　　　http://www.kinfusa.jp/
　　　　郵便振替番号 00200-3-103505

© kinfusa, Inc., 2020.〔検印省略〕　　　　印刷／製本・真興社

乱丁，落丁の際はお取り替えいたします．

ISBN978-4-9908843-8-3　　　　Printed in Japan

既刊書

■医療・福祉職の生涯学習　うたおう「人生のアリア」を

野村　拓著　A5判　180頁　本体価格 2,200 円＋税

　「生きる」ことに専門・非専門はない．著者はおよそ 100 年の自分史を背景に，医療・福祉という人間相手の仕事にかかわる人に自分史を再点検し，新しいウィズコロナ時代への生き方をともに探り，人生のアリアをうたおうと呼びかける．

■やさしい環境生理学　地球環境と命のつながり

鈴木郁子・編著　B5判　150頁　本体価格 2,000 円＋税

　地球環境の変遷とともに生命は適応の仕組みをさまざまに変化させ，多様な生物種を生み出してきた．SDGs が叫ばれる今日，ヒトの生理学を基礎に地球環境の現状と未来を考える．

■雑穀のポートレート

平　宏和著　　A5判　146頁　本体価格 2,500 円＋税

　いま話題の雑穀について，栄養学・植物学・農学など，多角的視点からズームインし，等身大の雑穀像にフォーカスする．薬膳のレシピなども収載し，健康や食に関心のある方には最適な良書である．

■医学・医療原論　いのち学＆セルフケア

渡邉勝之・編著　B5判　126頁　本体価格 2,700 円＋税

　少子高齢化が進み，病気・疾病の治療を中心にした医師任せの医療は時代遅れになりつつある．編者はこれまでの病院へ行き治療をしてもらえば病気は治るという病気中心主義から，それぞれが"いのち"の主人公となり，能動的に健康を生成する健康中心主義への意識変革を要求する．

■痛みに効果　経筋体操　簡単・即効の等尺性運動療法

橋本多聞・編著　B5判　150頁　本体価格 3,200 円＋税

　東洋医学で培われてきた「経筋」の概念を運動器疾患の臨床に応用したもの．症状部位に直接アプローチせず，短時間で施術可能であり，何より患者様の精神的負担がなく，愁訴を悪化させないのを特徴とする．運動器疾患にかかわる臨床家，アスリートに役立つ．

■臨床推論　臨床脳を創ろう

丹澤章八・編著　A5判　178頁　本体価格 2,700 円＋税

　臨床推論は，日常診察室で頭の中（臨床脳）で行われている診察課程を抽出し，その論理性・妥当性を具体的に検証することである．その結果，患者様の医療上のリスクを最小化し，病苦に共感し，治療効果を最大化することができる．

■実践・臨床推論　根拠に基づく柔道整復術を目指して

伊藤　譲・編著　A5判　242頁　本体価格 3,000 円＋税

　鍼灸師を主に対象とする「臨床推論　臨床脳を創ろう」の姉妹書．柔道整復師向け．

ご注文・お問合せ：e-mail info@kinfusa.jp

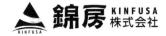